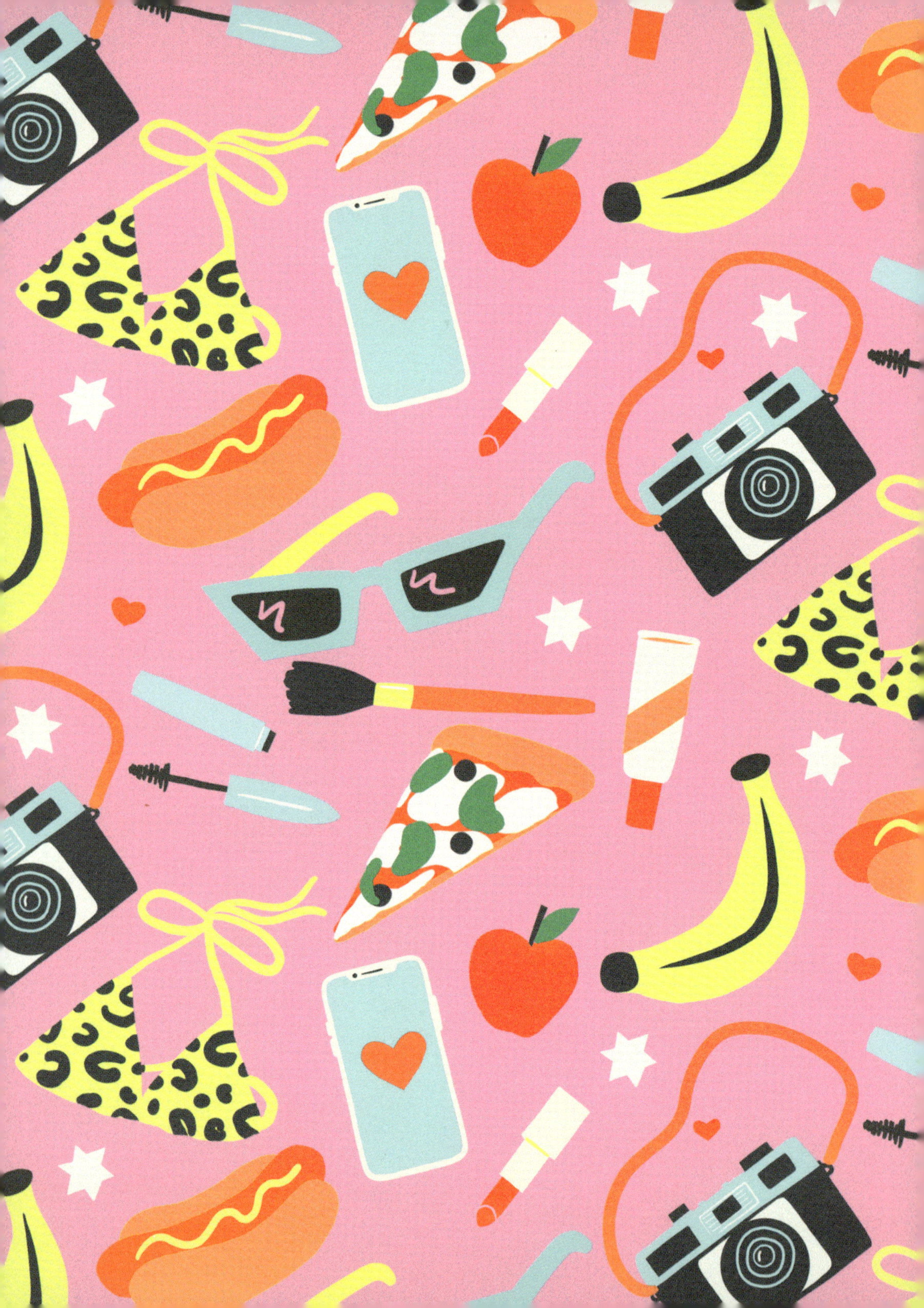

DAS BODY CONFIDENCE BUCH

Professorin
Dr. Phillippa
Diedrichs

Illustriert von
Naomi
Wilkinson

Übersetzt von Ulrike Brauns

Zuckersüß

Inhalt

Willkommen! Ich bin so froh, dass du hier bist!

Waren dir dein Aussehen oder die Art, wie sich dein Körper verändert, je unangenehm?

Hat dich die Sorge um dein **Aussehen** mal davon abgehalten, dich so zu zeigen, wie du bist oder wie du sein willst? Oder das zu tun, was du gern machst?

Frustriert dich der Druck, den die sozialen Medien, die Gesellschaft oder andere Leute aus deinem Umfeld auf dich ausüben, indem sie dir sagen, dass du so und so auszusehen hast, um dazuzugehören, „gut" auszusehen oder akzeptiert zu werden?

Damit bist du nicht allein.

Wie die meisten Menschen habe auch ich in meiner Kindheit und Jugend in Australien mit meinem Körperbild gerungen. Obwohl ich mich selbst klug und liebenswürdig fand und gute Freund*innen und eine Familie um mich hatte, dachte ich trotzdem, ich sei zu dick, zu laut und sähe nicht gut genug aus. Ähnliches habe ich seither von Jugendlichen auf der ganzen Welt gehört. Meine Jugend liegt zwar schon eine Weile zurück, aber geändert hat sich da offenbar nicht viel. Die meisten jungen Menschen – wie du – kämpfen auch heute noch damit, dazuzugehören, „richtig" auszusehen und sich in ihren Körpern wohlzufühlen.

Als ich älter wurde, begriff ich: **Nicht ich war das Problem, sondern die Gesellschaft.** Durch Bücher über **Körperbilder** und **Feminismus,** durch coole und inspirierende Leute in den sozialen Medien, die aussahen wie ich oder mich dazu brachten, kritisch über meine Ansichten nachzudenken, durch Gespräche mit meinen Freund*innen, Lehrer*innen und Mentor*innen fing ich an, mich in meinem Körper wohler zu fühlen, ohne dass sich mein Aussehen an sich verändert hatte! Wie alle Menschen habe auch ich heute noch Tage, an denen ich unter vermeintlichen Körperidealen leide, aber sie sind selten geworden. Meist fühle ich mich wohl mit meinem Körper, bin stolz auf ihn und akzeptiere ihn, so wie er ist – wie er aussieht und mit dem, was er kann. Das ist wundervoll und befreiend! **Ich wünsche mir, dass du das auch über dich und deinen Körper sagen kannst.**

Ich forsche seit Jahrzehnten zum Thema Body-Confidence und habe mit jungen Menschen, Erwachsenen und Fachleuten auf der ganzen Welt darüber gesprochen, wie wir uns in unseren Körpern wohler fühlen können. In diesem Buch teile ich meine Erkenntnisse aus all diesen Gesprächen sowie die jüngsten Forschungsergebnisse zum Thema Körperbild und Psychologie, um dir zu helfen, einen neutraleren, respektvolleren und akzeptierenderen Blick für dich, deinen Körper und dein Aussehen zu entwickeln.

Ich hoffe, dass du beim Lesen dieses Buchs entdeckst, was für ein mächtiges Instrument dein Körper ist und dass dein Erscheinungsbild eine Quelle der Freude, Kreativität und Selbstdarstellung sein kann.

Aber hauptsächlich möchte ich dir zeigen: **Du bist so viel mehr als dein Aussehen,** und dein Körper und dein Verstand sind zu Außerordentlichem fähig.

Alles Liebe, Phillippa

Warum wir dieses Buch brauchen

Dich in deinem Körper wohlzufühlen und die eigene Persönlichkeit durch dein Aussehen zum Ausdruck zu bringen, kann befreiend und kreativ sein und eine Menge Spaß machen. Dankbarkeit für die erstaunlichen Dinge, die dein Körper kann, wird dir Freude, Selbstvertrauen und inneren Frieden schenken.

Leider ist es immer noch sehr verbreitet, dass wir gerade in jungen Jahren mit unseren Körpern unglücklich sind und unser Aussehen verändern wollen. Laut einer Studie aus dem Jahr 2022 fehlt fünfzig Prozent der Jugendlichen **Body-Confidence**[1], also körperliches Selbstbewusstsein. Ohne angemessene Unterstützung und Strategien fällt es uns oft schwer, solche Bedenken zu überwinden. Gleichzeitig halten sie uns davon ab, uns in der Schule oder bei der Arbeit einzubringen, gedanklich oder körperlich voranzukommen, für das einzustehen, was uns am Herzen liegt, und unser bestmögliches Leben zu führen.

Menschen jeden **Geschlechts** können ein geringes körperliches Selbstbewusstsein haben. Eine weltweite Studie von Dove zeigte, dass acht von zehn Mädchen keine ärztliche Hilfe aufsuchen, im Unterricht nicht aufzeigen und keinen Sport machen, weil sie wegen ihres Aussehens verunsichert sind.[2] Insbesondere **queere, nicht-binäre** und **trans** Teenies können Schwierigkeiten damit haben, irgendwo hineinzupassen, wenn ihr Selbstverständnis nicht den gängigen Standards hinsichtlich Schönheit, Kleidung und Geschlechterrollen entspricht. Das kann dazu führen, dass sie ihre wahre Identität lieber verstecken, um dazuzugehören. Manche Jungs verbringen zahllose Stunden im Fitnessstudio und nehmen Nahrungsergänzungsmittel, aber nicht, um sich in ihren Körpern wohler zu fühlen, sondern, um ein gewisses Aussehen zu erreichen.

Druck durch die sozialen Medien, Freund*innen, Familie und Marken, gepaart mit den gesellschaftlichen Erwartungen in den Punkten Schönheit, Geschlecht, Race und körperliche Fähigkeit, untermauert den Mythos, dass man nur dann glücklich, beliebt und erfolgreich sein kann, wenn man ein ganz bestimmtes Aussehen hat. Uns wird suggeriert, dass wir mit der richtigen Kleidung, den richtigen Produkten, Operationen, Diäten, Beauty-Kniffen und Trainingsprogrammen die aktuellen Beauty-Trends und Figurziele erreichen können.
Aber diese Ideale sind oft mithilfe von Apps und Filtern künstlich hergestellt, das heißt, es gibt sie im wahren Leben gar nicht. Außerdem bilden sie die unglaubliche Vielfalt von Körpern und Aussehen nicht ab, die wir überall auf der Welt antreffen können. Ganz zu schweigen davon, dass viele der Produkte und Pläne, die uns verkauft werden sollen, gar nicht funktionieren oder uns, im schlimmsten Fall, sogar schaden.

Dieses Buch ist an euch alle gerichtet, ungeachtet eures Geschlechts. Es soll euch dabei helfen, ein Gefühl für euren Körper zu entwickeln, damit ihr euch darin wohl und zu Hause fühlen könnt. Ihr werdet lernen, wie ihr mit stereotypen **Schönheitsvor-**

stellungen und **Vorurteilen** umgeht und sie infrage stellt. Ihr werdet neue Vorstellungen und Fähigkeiten entwickeln, um neue Communitys aufzubauen, die toleranter und für Menschen mit jeder Kleidergröße, Hautfarbe, körperlichen Fähigkeit, jeder Identität und jedem Geschlecht offen sind.

In jedem Kapitel fließen wissenschaftliche Erkenntnisse und Erfahrungen von Jugendlichen aus der ganzen Welt zusammen. Außerdem bieten sie praktische Tipps und Anregungen, wie ihr euer körperliches Selbstbewusstsein stärken könnt. Wir behandeln Themen, die Einfluss auf unser körperliches Selbstbewusstsein haben, wie die **Pubertät, Body-Talk,** soziale Medien, Mobbing und Beziehungen. Außerdem konzentrieren wir uns darauf, wie wir die Bedürfnisse unseres Körpers wahrnehmen und stillen, wie wir die sozialen Medien klug und kritisch nutzen, die Vielfalt zu schätzen lernen und toxische Schönheitsvorstellungen sowie die Diätkultur zurückzuweisen.

Manche Kapitel behandeln sensible Themen wie Ernährung, Bewegung, Pubertät, Fitspiration und Thinspiration. Sollte dich ein Thema triggern oder dir zu unangenehm sein, dann überblättere diesen Absatz oder das jeweilige Kapitel gern. Wichtig ist, dass du gut auf dich achtgibst, und dazu gehört auch, dich an eine vertraute erwachsene Person zu wenden, solltest du Hilfe brauchen. Weitere Unterstützung findest du auch unter den weiterführenden Empfehlungen am Ende des Buchs.

Wenn dir etwas unklar ist, wirf mal einen Blick ins Glossar. Oder bitte eine erwachsene Person, jemanden aus deiner Familie oder eine*n Freund*in, die Passage mit dir zu lesen – und tauscht euch dann darüber aus, wie ihr die Stelle versteht. Vielleicht findest du ja andere, die auch gern mehr über Body-Confidence lernen wollen.

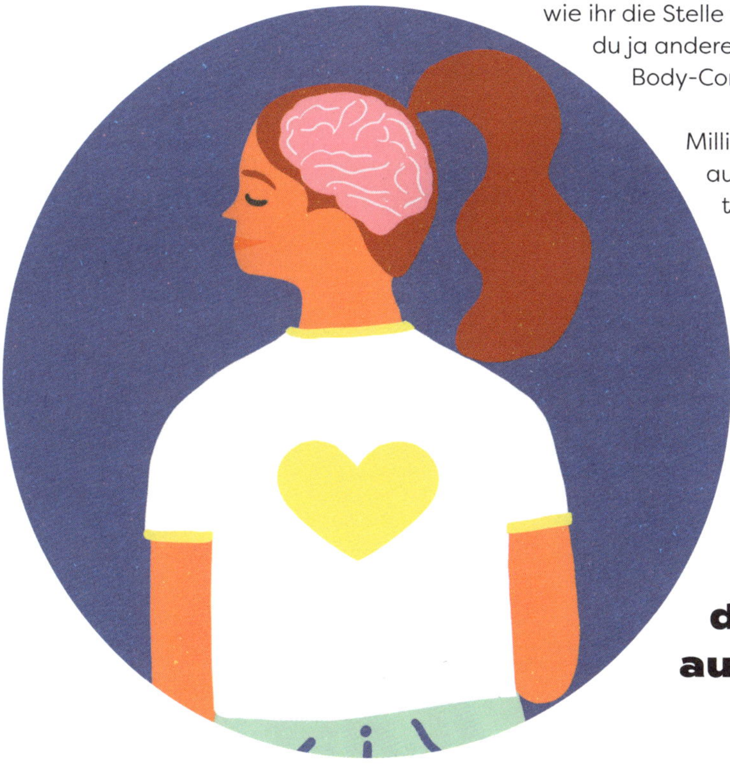

Millionen junger Menschen auf der ganzen Welt konnten ihr Körperbild verändern, indem sie sich mit den Themen, die auch in diesem Buch behandelt werden, auseinandergesetzt und die Übungen gemacht haben, die du am Ende jedes Kapitels[3] findest.

Ich weiß, dass du das auch kannst!

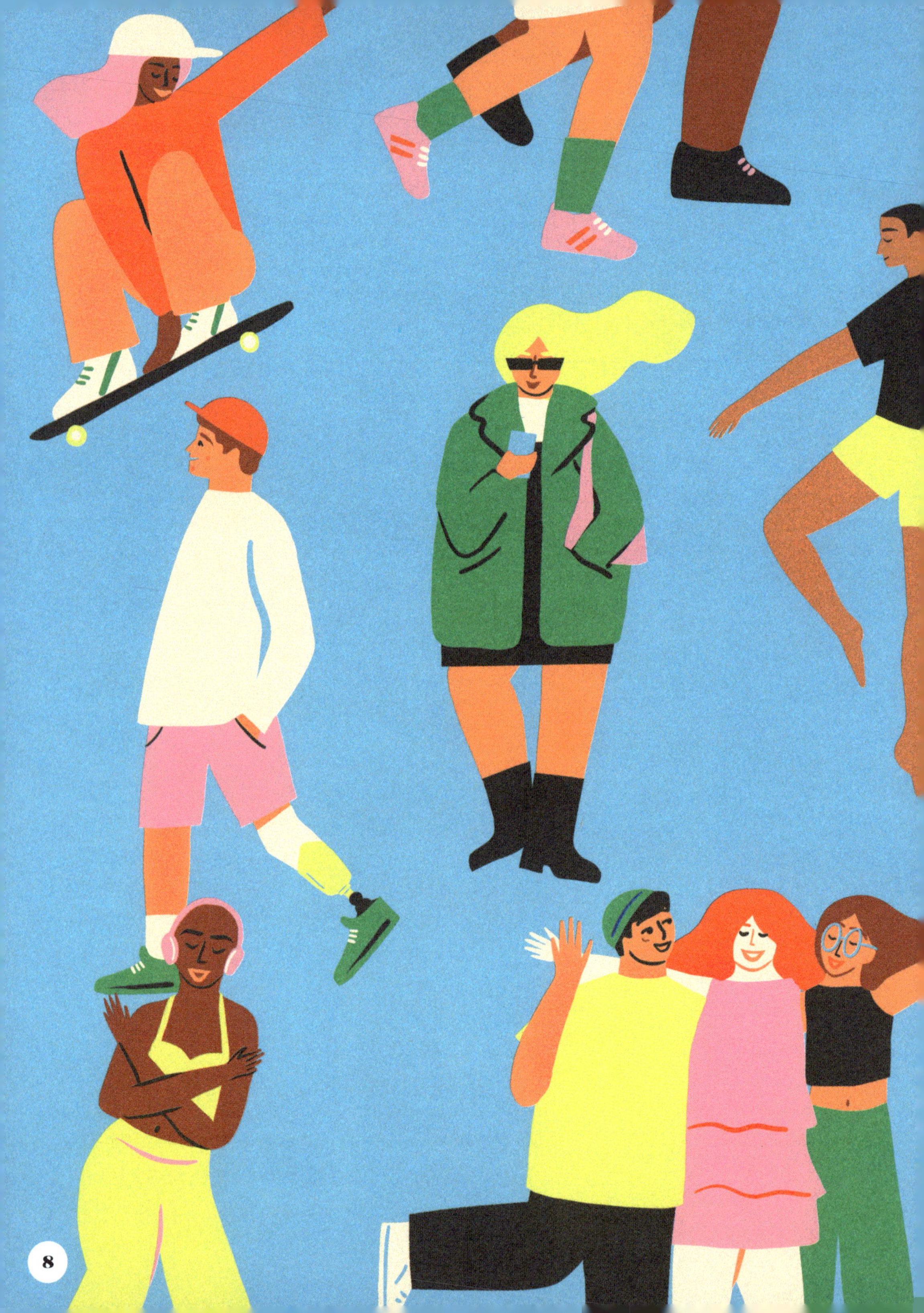

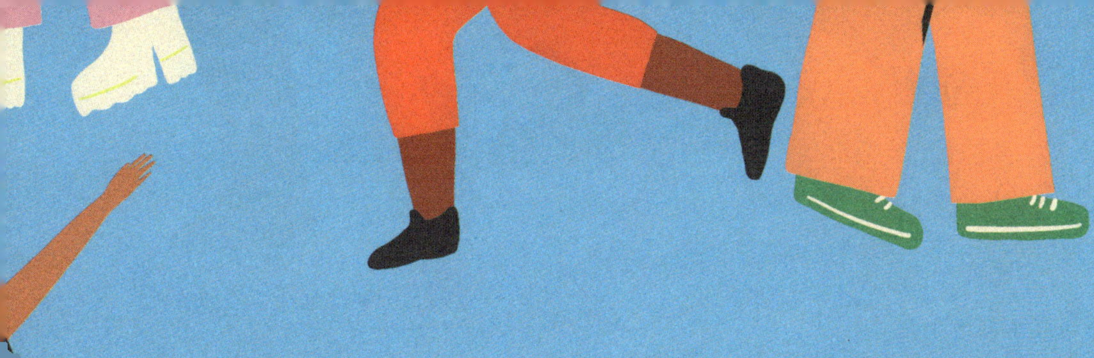

1. Kapitel:

Body-Confidence und Respekt

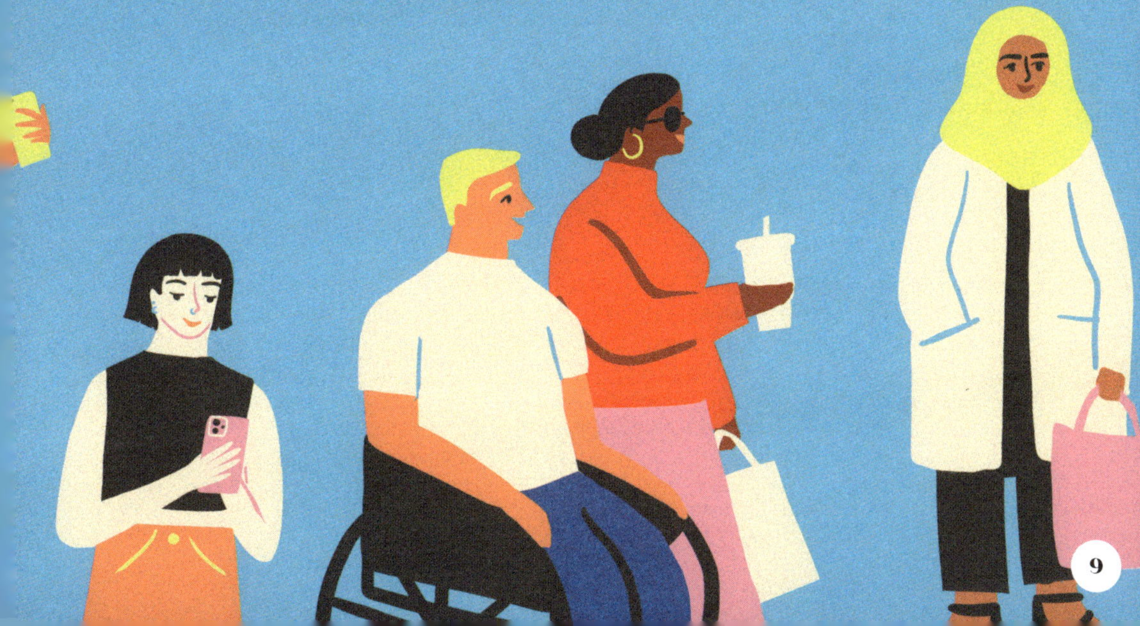

Bevor wir dir zeigen, wie du eine wertschätzende, angenehme und schöne Beziehung zu deinem Körper aufbauen kannst, sollten wir erst einmal die Begriffe „Körperbild“ und „Body-Confidence“ definieren.

Körperbild ist ein Wort, mit dem wir beschreiben, was wir fühlen und denken, wenn wir uns mit unseren Körpern auseinandersetzen – damit ist auch gemeint, wie sie aussehen und was sie können. Vielleicht sind wir stolz darauf, wie wir aussehen, oder wir schämen uns dafür. Vielleicht finden wir, unser Körper sollte anders aussehen, als er es von Natur aus tut, oder aber wir sind dankbar dafür, wie schnell er sich von einer Verletzung oder Krankheit erholt hat.

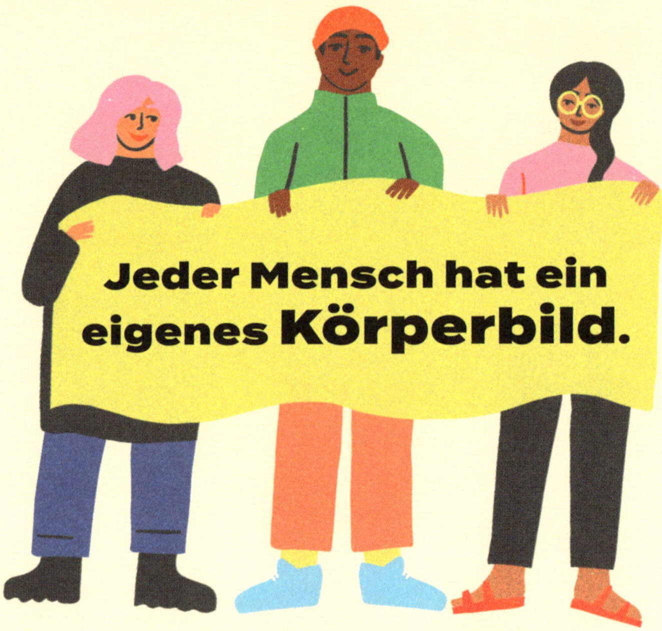

Selbst wenn zwei Menschen sehr ähnlich aussehen, können sie verschiedene Körperbilder haben. Genauso können zwei Menschen, die optisch unterschiedlicher kaum sein könnten, beide glücklich mit ihren Körpern sein. **Zudem verändert sich unser Körperbild mit der Zeit.** Manchmal ändert es sich im Verlauf eines Tages, oft im Laufe des Lebens. Zum Beispiel kann es sein, dass du dir, bevor du in der Schule vor Publikum sprechen musst, sehr viele Gedanken über dein Outfit machst und auch über deine Frisur. Wenn du hingegen zu Hause entspannst, ist dir vermutlich egal, wie du aussiehst, Hauptsache, es ist bequem und gemütlich. Genauso denken wir als Jugendliche anders über unsere Körper als mit fünf Jahren oder mit sechzig.

Leider ist es sehr verbreitet, dass Gedanken über ihren Körper bei jungen Menschen (und Erwachsenen!) Gefühle von Unsicherheit, Stress und Scham auslösen. Manche greifen zu Mitteln, die ungesund oder teuer sind – wie hautaufhellende Cremes, Nahrungsergänzungsmittel oder radikale Diäten –, um ihr Aussehen zu verändern. Vieles davon ist gefährlich und kann zu ernsten Problemen führen, seien es Essstörungen, Depressionen oder Krankheiten des Verdauungsapparats. In einer Studie von Dove, an der 5000 Mädchen aus 14 Ländern (unter anderem aus Großbritannien, den USA, der Türkei, Brasilien und China) teilnahmen, fand man heraus, dass fünfzig Prozent unter geringem körperlichem Selbstbewusstsein leiden.[4] Eine weitere Studie aus dem Jahr 2019 von der Mental Health Foundation in Großbritannien zeigte, dass ein Viertel aller Jungen unter ihrem Körperbild leiden.[5] Genderdiverse Jugendliche, **nicht-binäre** und **trans** Personen mit eingeschlossen, leiden ebenfalls unter geringem körperlichem Selbstbewusstsein. Oft fühlen sie sich in ihren Körpern nicht wohl, weil sie in Gesellschaften leben, die Geschlecht streng in männlich und weiblich einteilen, statt es als wundervolles Spektrum von Identitäten zu sehen.

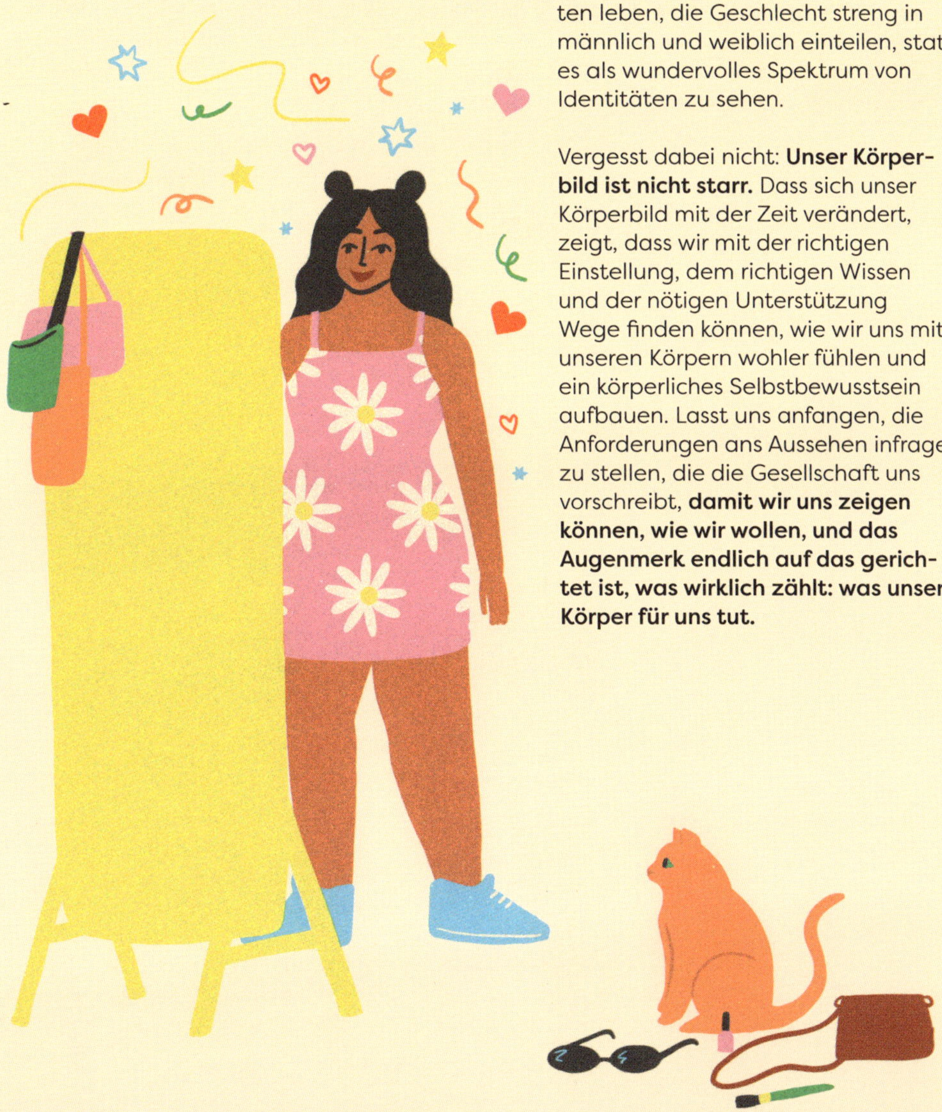

Vergesst dabei nicht: **Unser Körperbild ist nicht starr.** Dass sich unser Körperbild mit der Zeit verändert, zeigt, dass wir mit der richtigen Einstellung, dem richtigen Wissen und der nötigen Unterstützung Wege finden können, wie wir uns mit unseren Körpern wohler fühlen und ein körperliches Selbstbewusstsein aufbauen. Lasst uns anfangen, die Anforderungen ans Aussehen infrage zu stellen, die die Gesellschaft uns vorschreibt, **damit wir uns zeigen können, wie wir wollen, und das Augenmerk endlich auf das gerichtet ist, was wirklich zählt: was unser Körper für uns tut.**

Wie du deinen Körper respektierst, wertschätzt und beschützt

Body-Confidence ist ein Begriff, der den Zustand beschreibt, ein positives Körperbild, oder in anderen Worten, ein gesundes Verhältnis zum eigenen Körper zu haben – also zu dem, wie er aussieht und wozu er fähig ist.

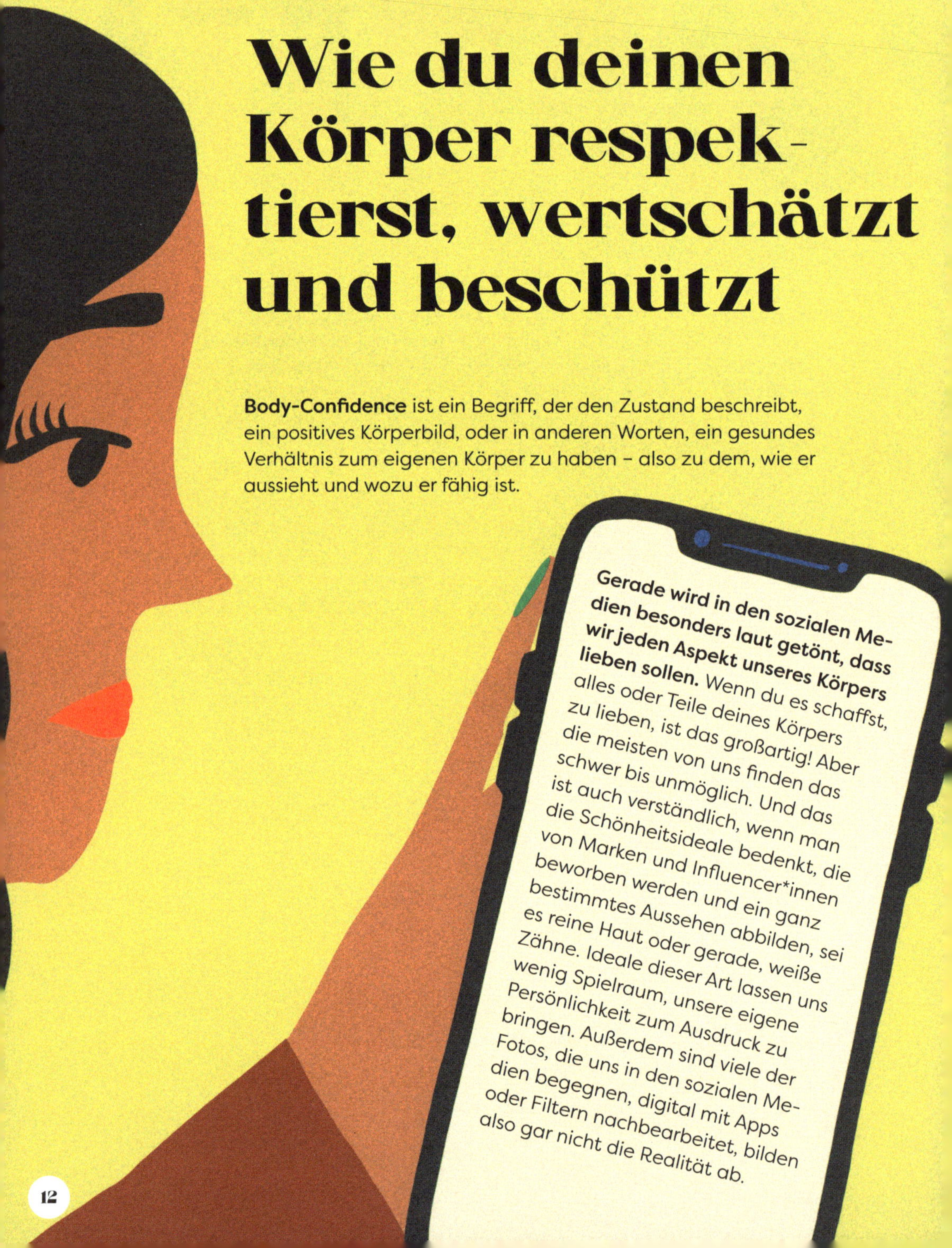

Gerade wird in den sozialen Medien besonders laut getönt, dass wir jeden Aspekt unseres Körpers lieben sollen. Wenn du es schaffst, alles oder Teile deines Körpers zu lieben, ist das großartig! Aber die meisten von uns finden das schwer bis unmöglich. Und das ist auch verständlich, wenn man die Schönheitsideale bedenkt, die von Marken und Influencer*innen beworben werden und ein ganz bestimmtes Aussehen abbilden, sei es reine Haut oder gerade, weiße Zähne. Ideale dieser Art lassen uns wenig Spielraum, unsere eigene Persönlichkeit zum Ausdruck zu bringen. Außerdem sind viele der Fotos, die uns in den sozialen Medien begegnen, digital mit Apps oder Filtern nachbearbeitet, bilden also gar nicht die Realität ab.

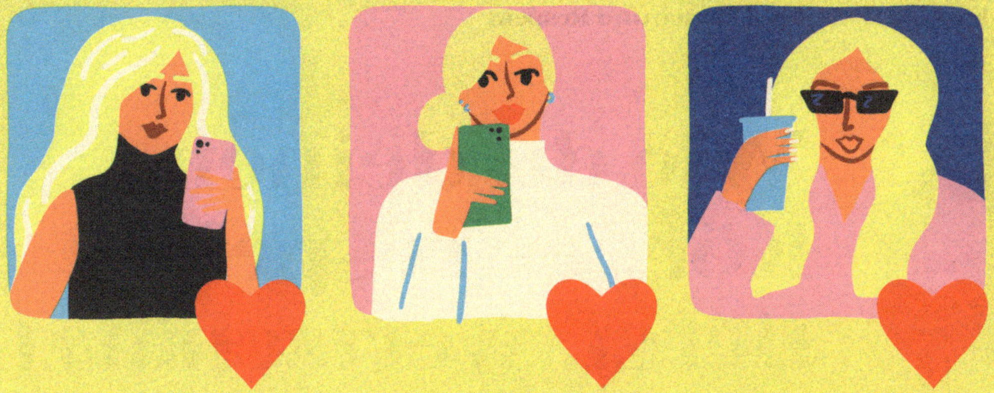

Bei alldem sollte man sich auch immer in Erinnerung rufen, dass es unrealistisch ist, den lieben langen Tag glücklich und zufrieden zu sein. Es ist menschlich, auch mal traurig oder unglücklich zu sein oder sich einsam zu fühlen. Atme tief durch und entspann dich. **Du musst gar nicht alles an dir lieben, um körperliches Selbstbewusstsein zu haben.**

Viel wichtiger und hilfreicher ist es, Respekt für den eigenen Körper zu haben. Das bedeutet, dass wir uns um unseren Körper kümmern, ganz egal, ob uns gefällt, wie er aussieht oder wie sehr er sich verändert, während wir wachsen. Unsere Körper entwickeln sich immer weiter, das gehört zum Leben und Erwachsenwerden dazu.

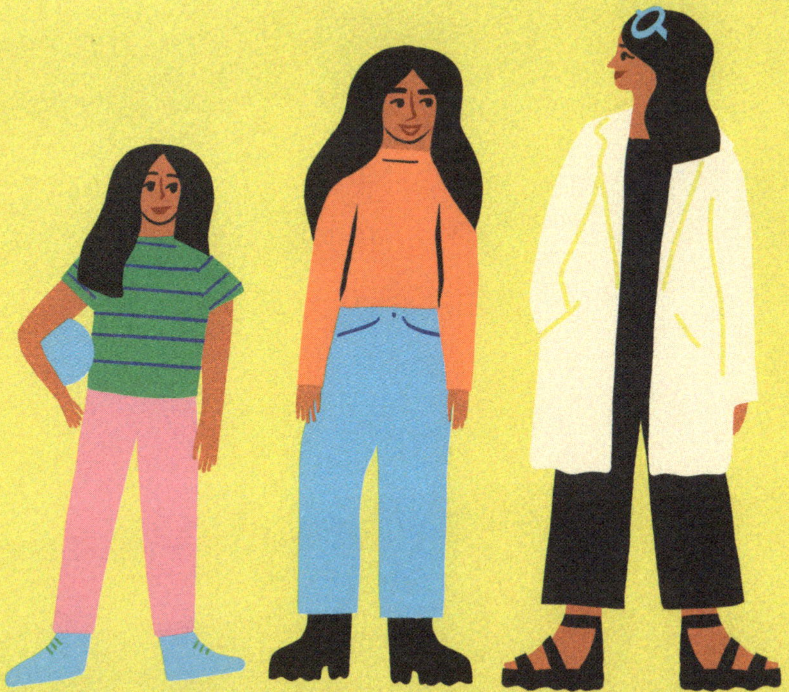

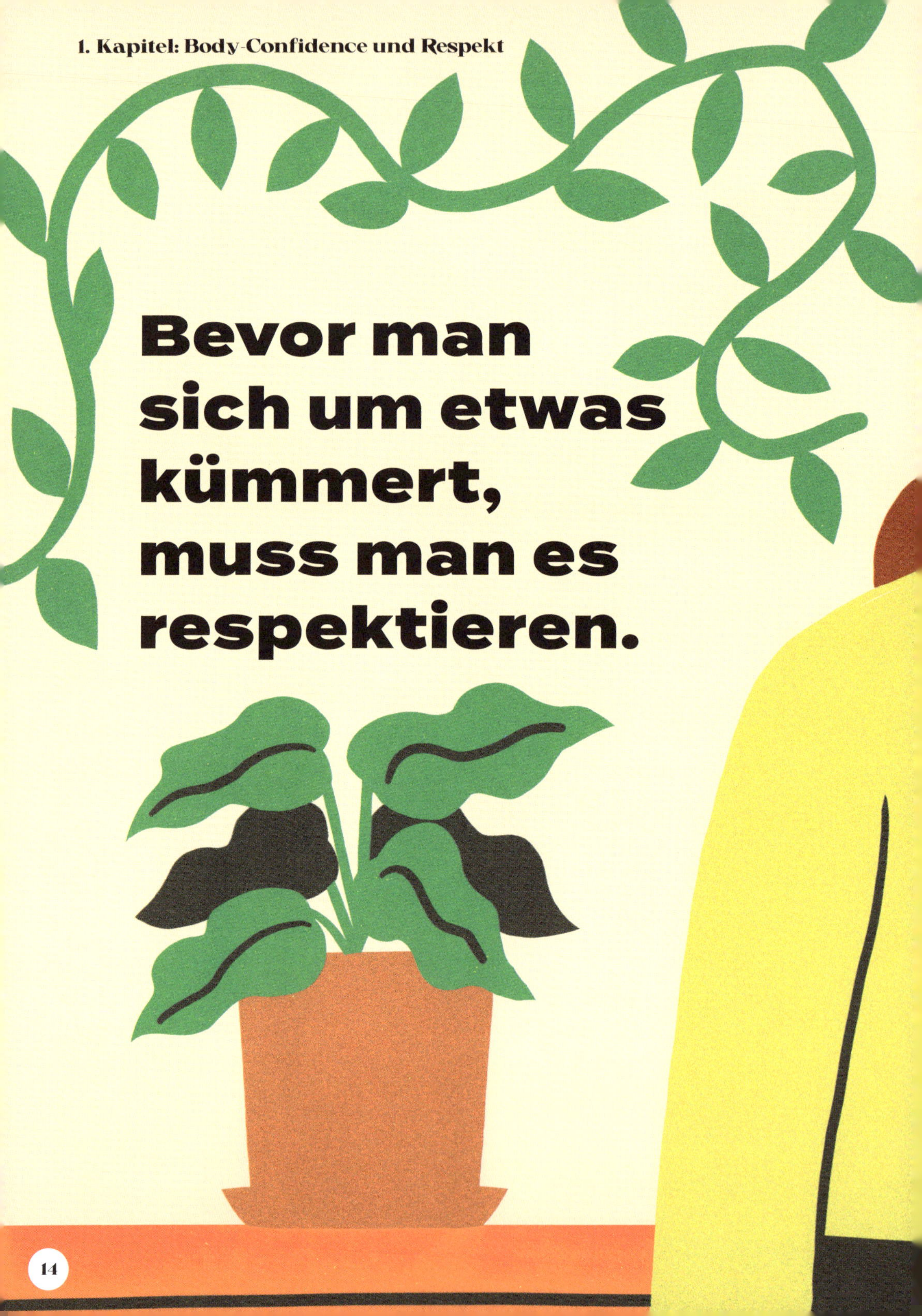

Bevor man sich um etwas kümmert, muss man es respektieren.

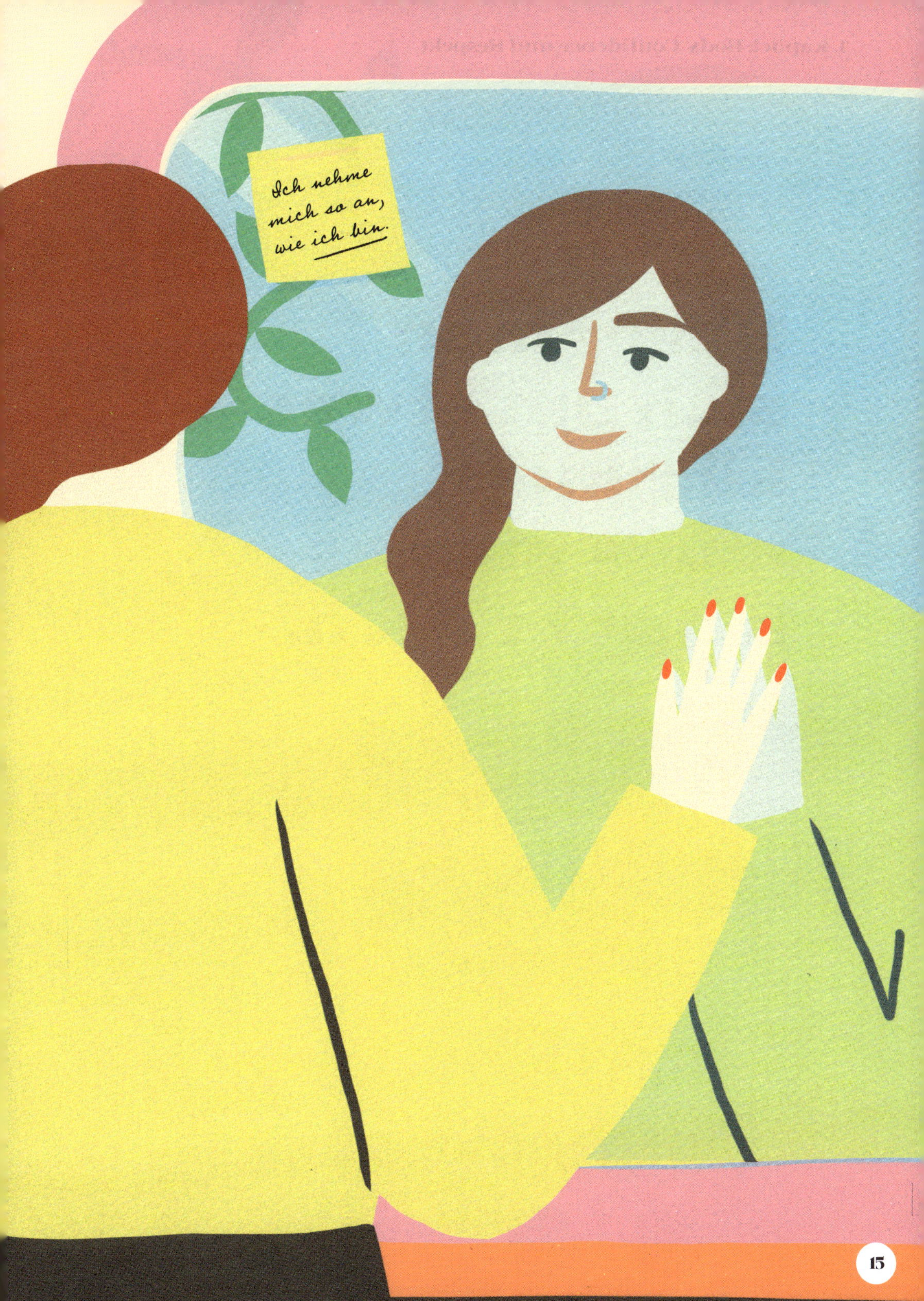
Ich nehme
mich so an,
wie ich bin.

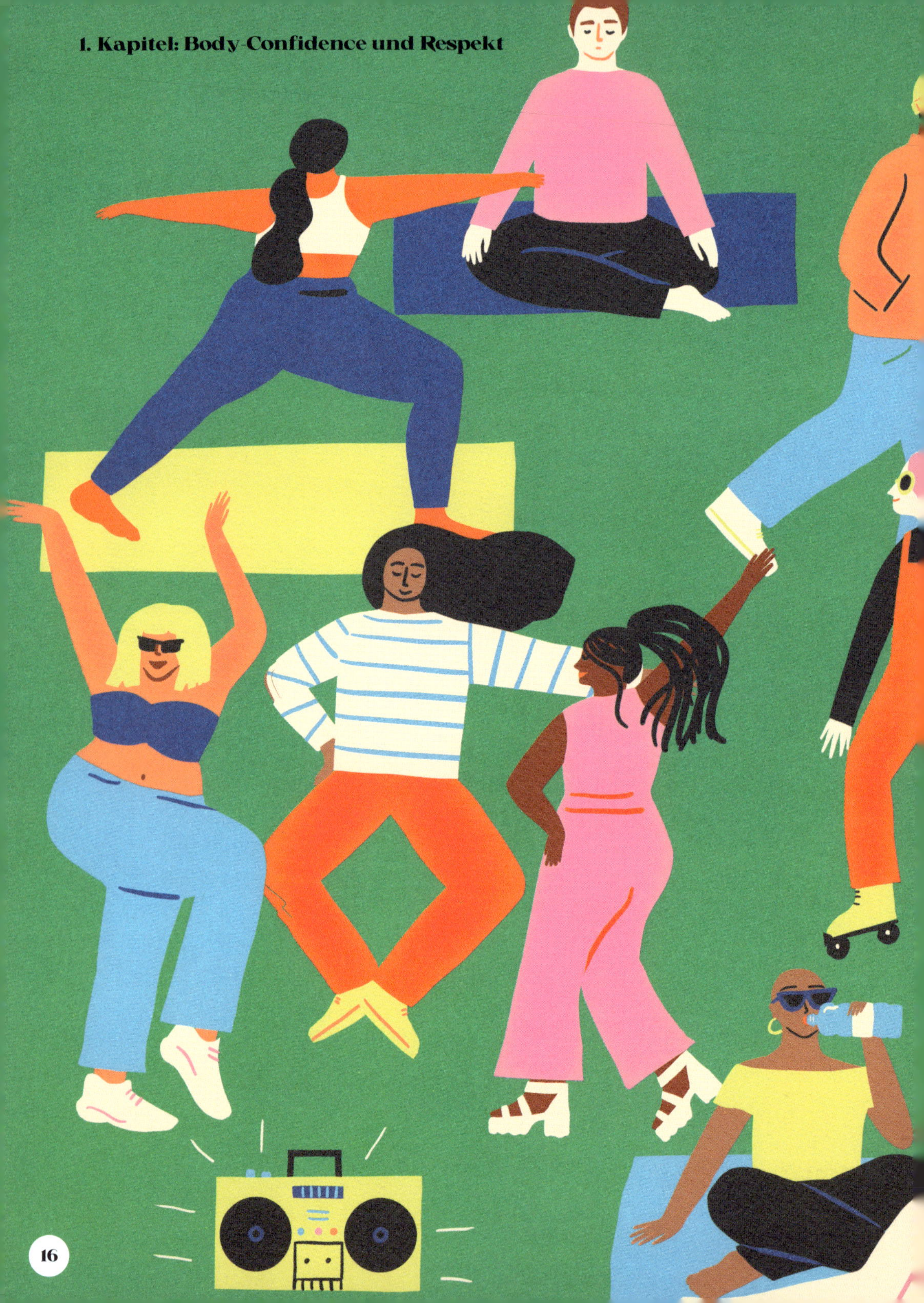

Ruf dir mal etwas in Erinnerung, das du dir gewünscht und für das du gespart oder das du geschenkt bekommen hast. Vielleicht war das ein Musikinstrument, ein Kleidungsstück, ein Sportgerät oder dein Handy. **Wenn es dir wichtig ist, passt du wahrscheinlich sehr gut darauf auf.** Du bist vorsichtig, damit es nicht kaputtgeht, verleihst es nicht willkürlich, hältst es sauber und verstaust es an einem sicheren Ort, wenn du es gerade nicht benutzt. Sachen, die dir nicht so wichtig sind oder die du gar nicht magst, lässt du womöglich einfach achtlos herumliegen. Dir ist egal, wer sie benutzt und ob sie dabei kaputtgehen, oder du vergisst sogar, wo du sie hingetan hast.

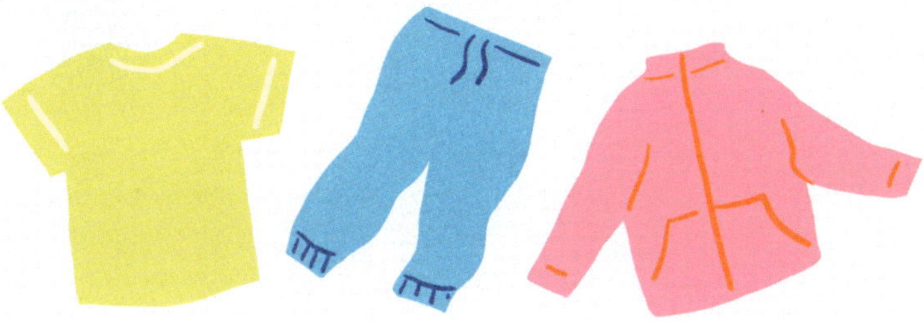

Mit unserem Körper ist das ganz ähnlich. Wer ein geringes körperliches Selbstbewusstsein hat, versteckt seinen Körper lieber unter weiten Klamotten, ignoriert ihn, wenn er Hunger oder Schmerzen meldet, und versucht, ihn so zu verändern, wie andere ihn gern hätten. Wenn wir unseren Körper hingegen respektieren, kümmern wir uns um ihn, indem wir zum Beispiel unrealistische Schönheitsideale zurückweisen, ausreichend schlafen, uns bewegen, damit wir uns stark und beweglich fühlen, und gesund ernähren. **Dann können wir wertschätzen, was unser Körper uns alles ermöglicht,** sei es zu tanzen, zu zeichnen, Leute zu umarmen, Bücher zu lesen und Neues zu lernen. Außerdem fällt es uns leichter, dem Druck standzuhalten, auf eine bestimmte Weise auszusehen.

Versuch von nun an, neugierig und unvoreingenommen zu sein. Sei freundlich und rücksichtsvoll mit dir und mache den ersten kleinen Schritt, um deinen Körper zu akzeptieren und zu respektieren. Mit der Zeit werden dir diese kleinen Schritte immer leichter fallen, und jeder einzelne wird dir dabei helfen, deinen Körper als positiven Teil deines Lebens zu sehen. Und wenn du dich in deinem Körper bereits wohlfühlst und mit deinem Aussehen zufrieden bist, zeigen wir dir, wie du das mit deiner Community teilen kannst, damit andere von dir lernen können.

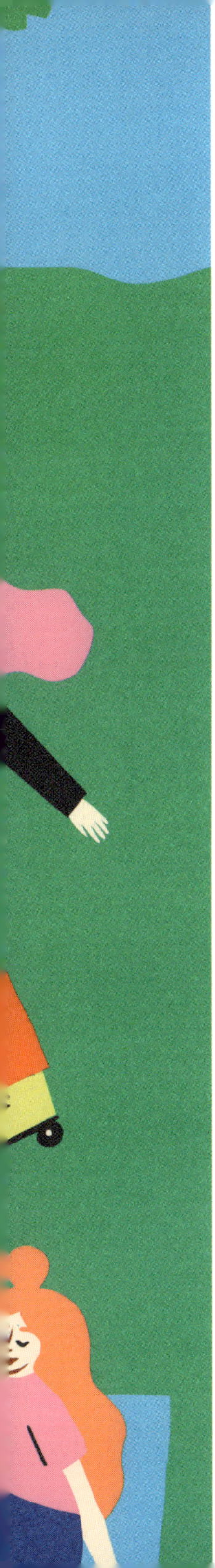

Dein Körper ist ein Werkzeug, kein Objekt

Wer an seinen Körper denkt, hat oft nur dessen Aussehen vor Augen. Das ist kein modernes Konzept – **es gab schon immer Schönheitstrends und -normen,** aus denen der gesellschaftliche Druck erwuchs, sich daran halten zu müssen. Frauen im viktorianischen England beispielsweise trugen Korsetts, um ihre Taillen zu schmälern, und Turnüren, damit ihr Po runder wirkte, was damals als modisch galt.

Dieser Druck herrscht überall und kennt viele Ursachen – die Medien, Freund*innen und Familie sind nur einige davon. Manchmal führt er dazu, dass wir unseren Körper als Objekt wahrnehmen, das es nur gibt, um von anderen betrachtet zu werden. Oft konzentrieren wir uns dann nur noch auf unser Aussehen, der Körper wird zur Hülle. Dies nennt man **Selbstobjektifizierung.** Wenn es dazu kommt, vergessen wir, wie wunderbar komplex unser Körper ist und was er alles kann. Dank ihm können wir uns bewegen, wachsen, verdauen, heilen, fühlen, denken und unsere Persönlichkeit zum Ausdruck bringen. **Uns die vielen verschiedenen Funktionen unseres Körpers bewusst zu machen und sie schätzen zu lernen, ist wichtig, um Body-Confidence zu entwickeln** und dem sozialen Druck standzuhalten. Nur so verlieren wir nicht aus dem Blick, dass der Wert und das Können unseres Körpers nicht an sein Aussehen geknüpft sind.

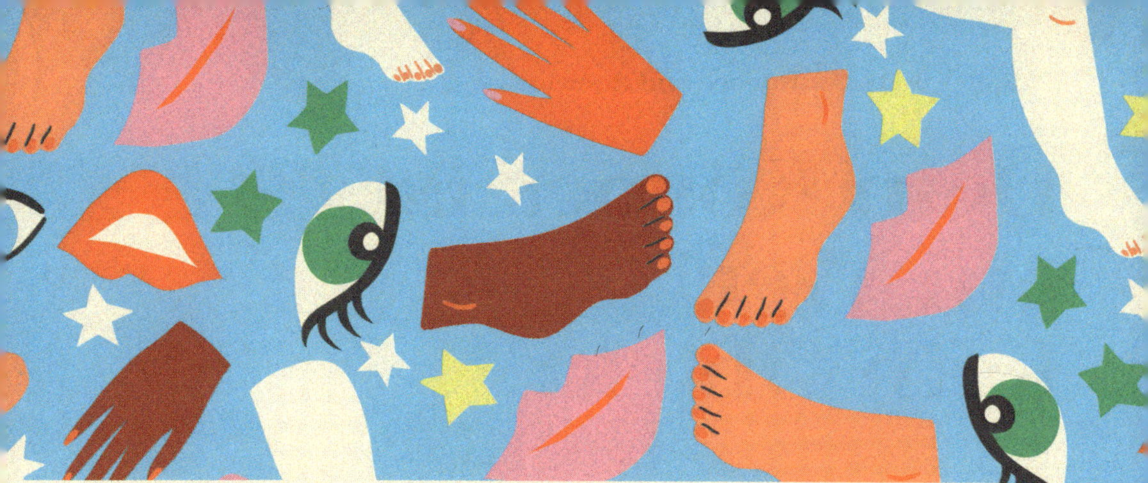

Oft hilft es, wenn du dir deinen Körper als Werkzeug oder Instrument vorstellst, das dich dabei unterstützt, all das zu tun, was dir im Leben wichtig ist.

Deine Persönlichkeit durch dein Aussehen ausdrücken

Schon immer haben die Menschen ihrer Kultur, ihrem Geschlecht, ihrer Sexualität, ihrer **Identität** und ihren Anliegen durch ihr Erscheinungsbild Ausdruck verliehen. Im alten Ägypten haben sich die Menschen beispielsweise die Köpfe rasiert und durch Perücken ihren Status und Reichtum zur Schau gestellt. Die Maori aus Neuseeland nutzen Tā-Moko-Tätowierungen im Gesicht, um ihre Herkunft, Tribe-Zugehörigkeit und Identität zu symbolisieren.

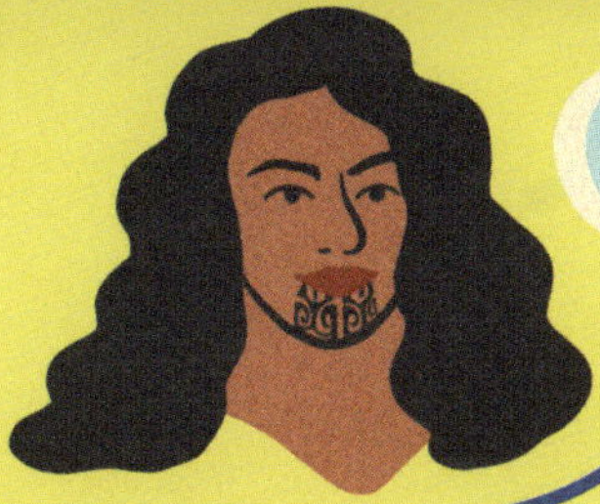

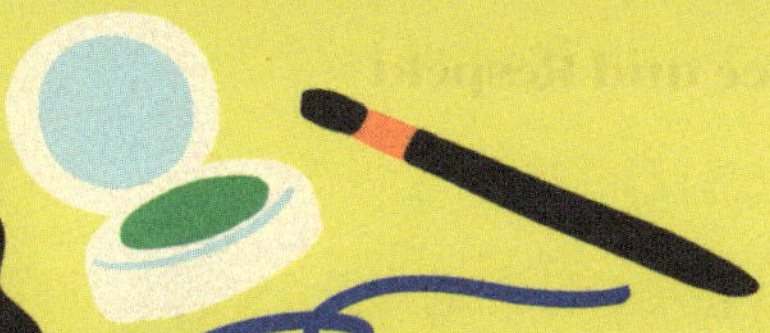

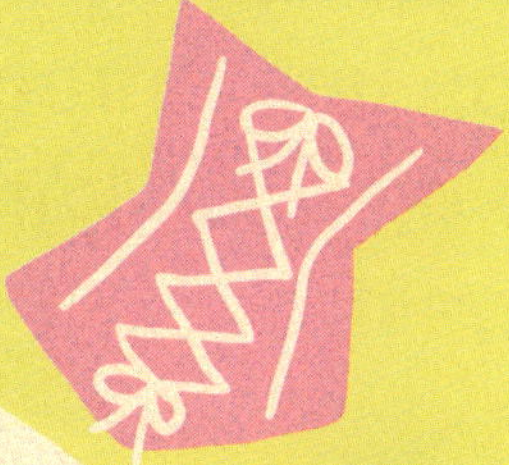

Aber ich möchte dich nicht nur ermuntern, dir bewusst zu machen, was dein Körper alles kann, sondern dich dazu einladen, **mit deinem Aussehen zu spielen und dein Erscheinungsbild kreativ und zur Selbstdarstellung zu nutzen,** so, wie es sich für dich gut anfühlt und deine Persönlichkeit zum aktuellen Zeitpunkt abbildet. Zum Beispiel durch bestimmte Farben und Kleidungsstücke, die dir gefallen, durch einen Haarschnitt oder eine Frisur, die deine Kultur oder deinen Style widerspiegeln, durch Schmuck, der deine religiösen, politischen oder sozialen Ansichten symbolisiert, oder durch Make-up, um mit unterschiedlichen Looks zu experimentieren.

Wichtig ist, dass es sich für dich schön und richtig anfühlt und du dabei Spaß hast. Du darfst nicht den Eindruck haben, dich den Vorstellungen anderer anpassen zu müssen. Außerdem solltest du dies auf eine Art tun, mit der du deinen Körper respektierst und gut zu ihm bist – beides essenziell für körperliches Selbstbewusstsein. Wegen der Turnüren beispielsweise, die Frauen im viktorianischen Zeitalter trugen, konnten sie sich nicht richtig hinsetzen, was zu Rückenschmerzen führte. Wenn du also massenweise Make-up kaufst oder jeden Tag stundenlang im Fitnessstudio verbringst, wird dich das einen Haufen Geld und Zeit kosten, was dich wiederum von anderen für dich wichtigen Dingen abhalten könnte.

Die Tipps und Anregungen auf den nächsten Seiten sollen dir helfen, Respekt für deinen Körper zu entwickeln.

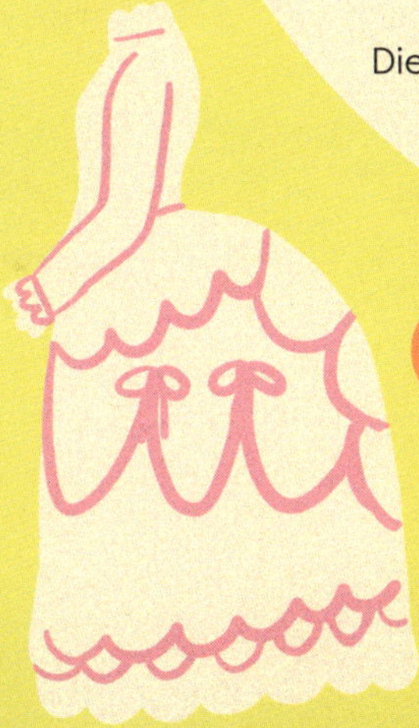

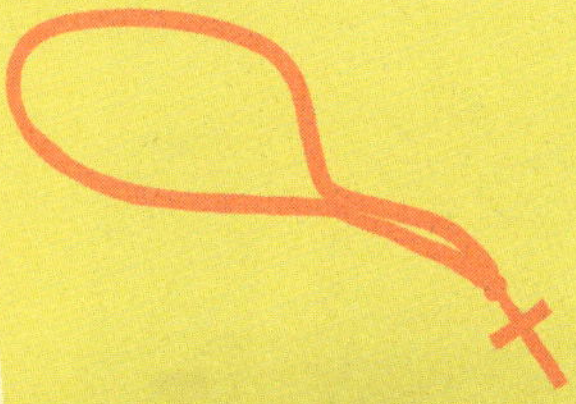

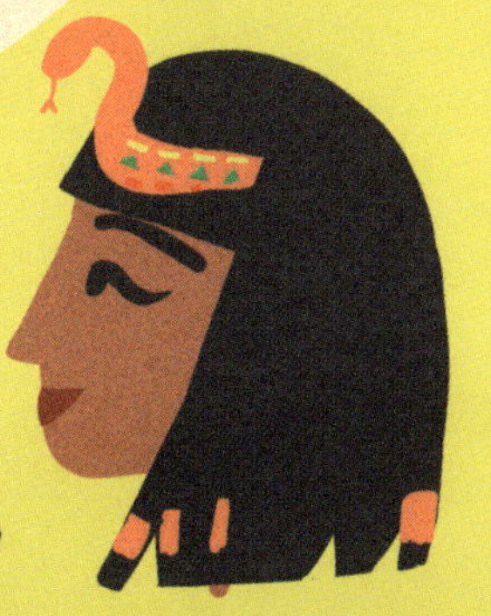

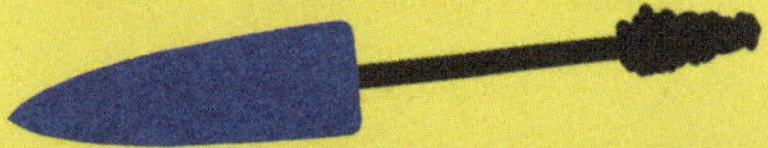

Tipps und Anregungen: Wie du üben kannst, deinen Körper zu respektieren und wertzuschätzen

Spiegelübung

- Wir verbringen viel Zeit damit, unsere Körper zu kritisieren. Nimm dir stattdessen etwas Zeit, freundlich zu dir zu sein.
- Stell dich eine Woche lang jeden Morgen ein paar Minuten lang vor den Spiegel und zähle fünf Dinge auf, die dir an deinem Aussehen gefallen, und gleich noch weitere fünf Dinge, die du an deiner Persönlichkeit und Identität magst und die rein gar nichts mit deinem Aussehen zu tun haben.
- Anfangs ist es oft schwierig, etwas zu finden, was wir an uns mögen, aber keine Sorge, das wird von Mal zu Mal leichter, versprochen.

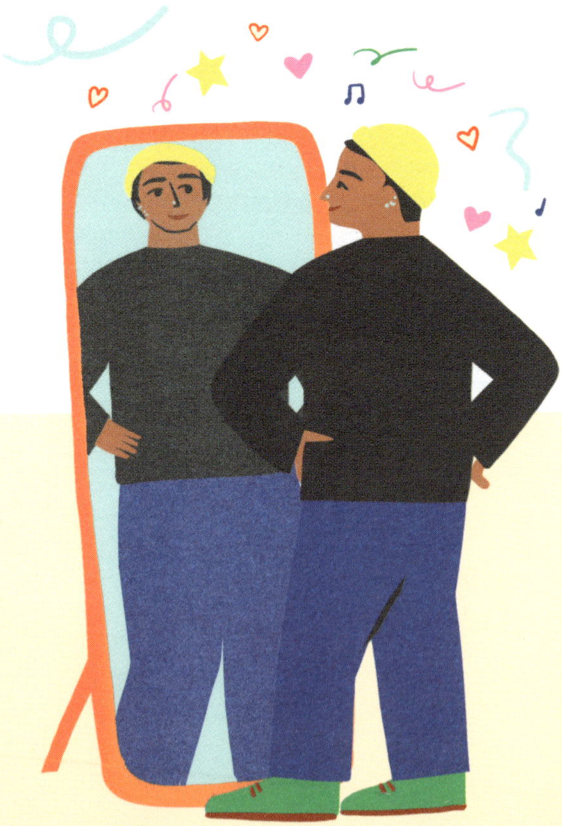

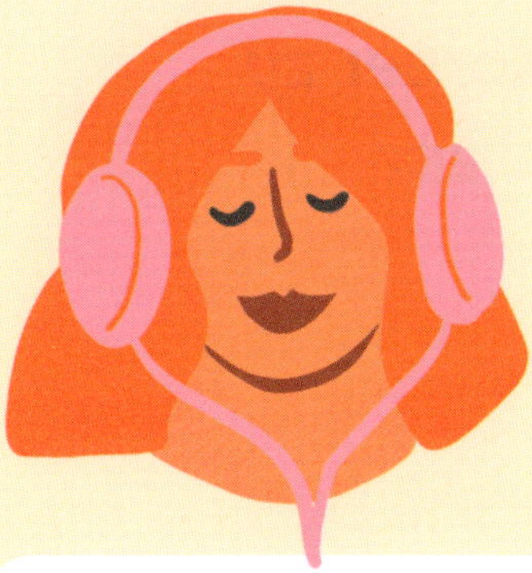

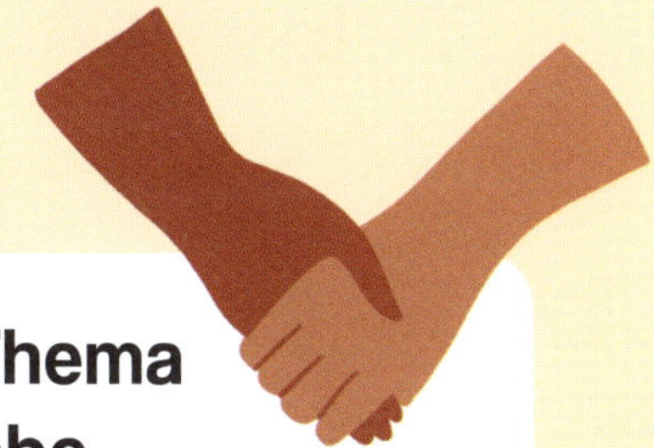

Schreibübung zum Thema körperliche Selbstliebe

- Schnapp dir dein Lieblingsheft oder deine Lieblings-Notiz-App. Nimm dir jetzt zehn Minuten Zeit und schreibe Dinge auf, für die du dankbar bist, weil dein Körper sie dir ermöglicht.

- Hab dabei auch die vielen Funktionen im Kopf, die dein Körper erfüllt: interne Vorgänge (wie Verdauung, Immunreaktionen zur Krankheitsabwehr, Schlaf zur Zellerneuerung, Signale, die dir sagen, dass du Hunger hast), deine Sinne (fühlen, riechen, schmecken, sehen oder hören), jede Form von Bewegung (gehen, tanzen, umarmen, lächeln) sowie deinen Verstand, der es dir ermöglicht, immer Neues zu lernen.

- Mach dies ein paarmal pro Woche, und lies, was du geschrieben hast, wenn dein körperliches Selbstbewusstsein gerade gering ist.

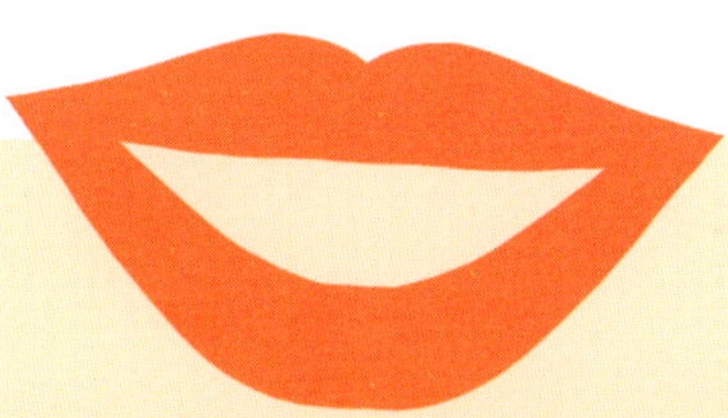

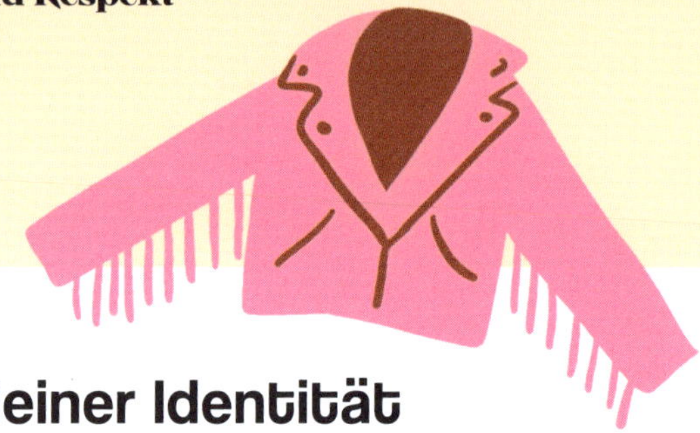

Symbole deiner Identität

- **Spiel mit deiner Kleidung:** Welche Farben gefallen dir? Welches Material fühlt sich gut an? Unterschiedliche Kleidungsstücke auszuprobieren, kann eine lustige Übung sein, um zu dir selbst zu finden. Du könntest verschiedene Farben, Muster und Stile testen, um ein Gefühl dafür zu bekommen, worin du dich wohlfühlst. Mach einen Garderobentausch mit deinen Freund*innen und lass dich überraschen, was ein anderer Look mit dir macht.

- **Kultur:** Wie könnte sich deine Kultur oder Herkunft in deinem Aussehen widerspiegeln? Männliche Sikhs beispielsweise tragen häufig einen *kara,* also einen eisernen Armreif, der ihre Verbundenheit mit Gott symbolisiert. Manche namibischen Frauen flechten sich einer jahrtausendealten Tradition folgend die Haare, was ihre Tribe-Zugehörigkeit, ihren Beziehungsstatus oder andere Eigenschaften ausdrücken kann. Außerdem bleiben sie allein durch den Akt des Haareflechtens in engem Kontakt mit ihrer Gemeinschaft.

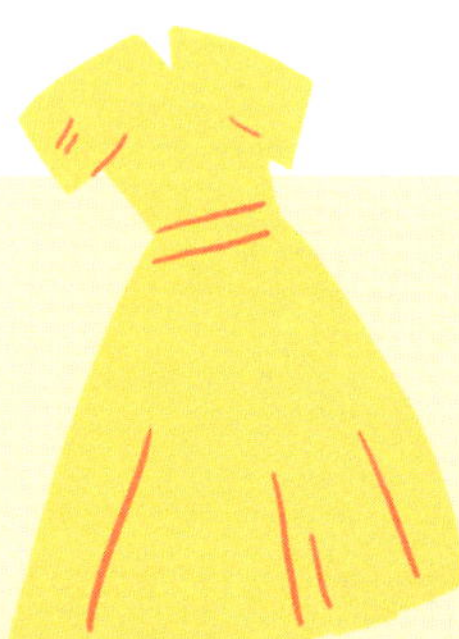

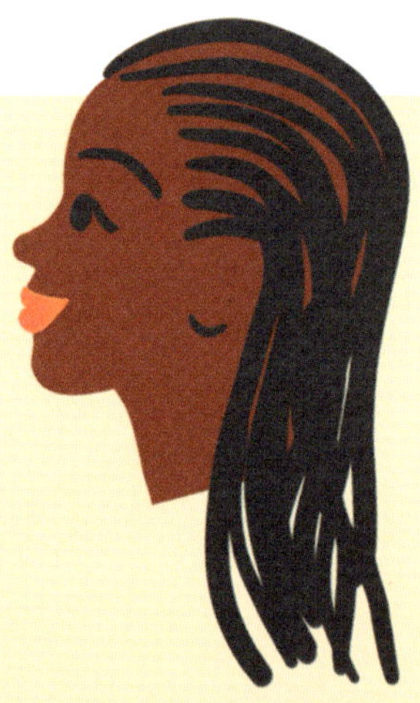

- **Hobbys:** Was könntest du tun, damit man dir deine Hobbys oder Vorlieben ansieht? Ich trage manchmal Metallica-T-Shirts, weil das meine Lieblingsband ist und es mich an fantastische Momente erinnert, die ich mit meinen Brüdern und Freund*innen bei ihren Konzerten hatte.

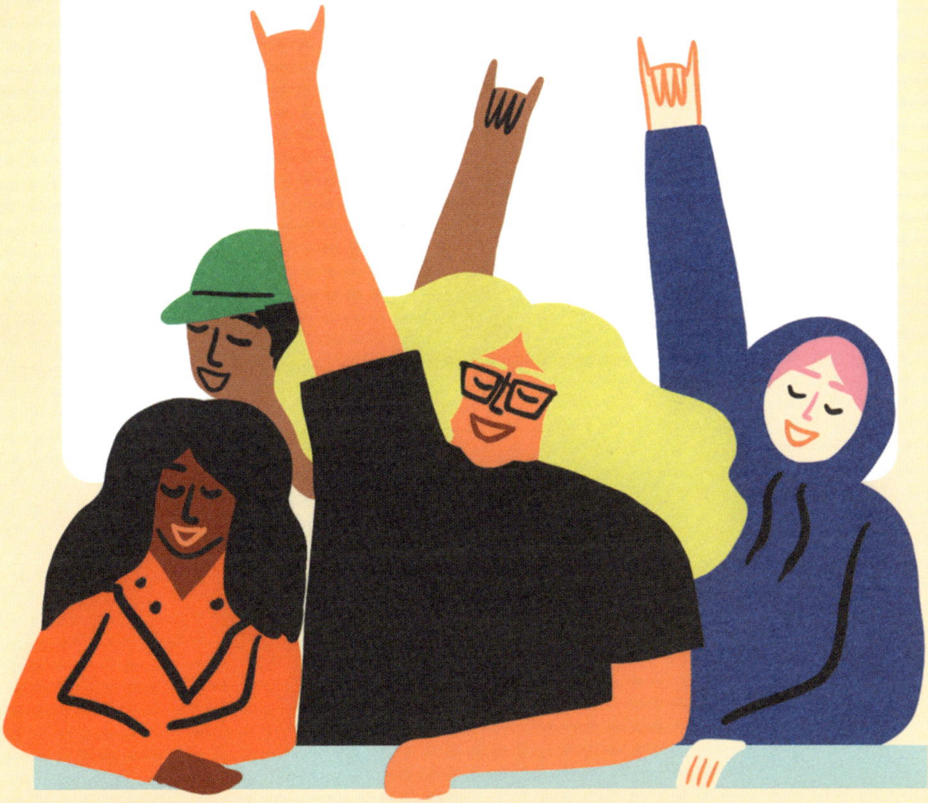

2. Kapitel:

Schönheits-ideale, Gesellschaft und Kultur

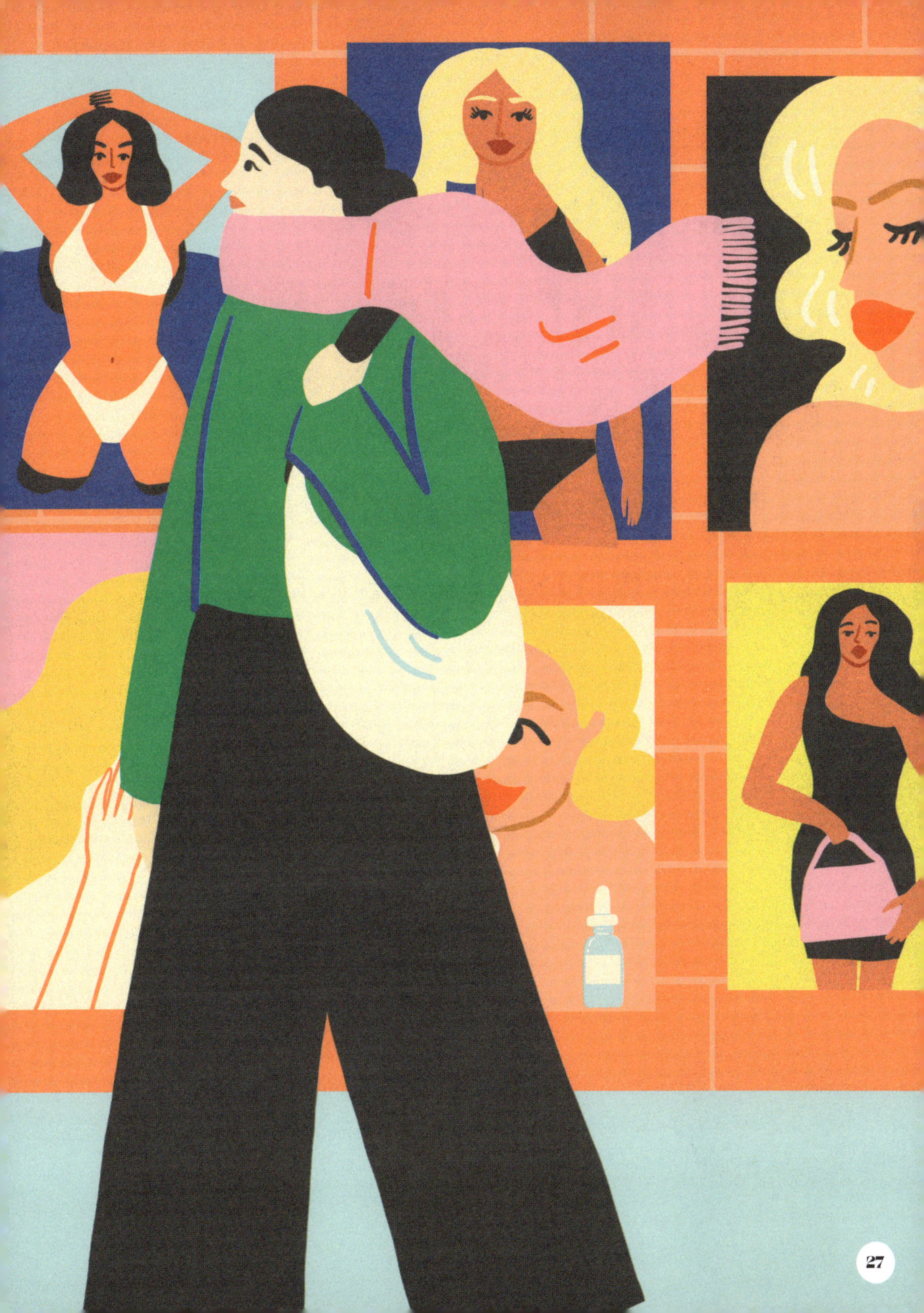

All unsere Körper sind einzigartig. Niemand auf der Welt sieht genauso aus wie du. Wie cool ist das?

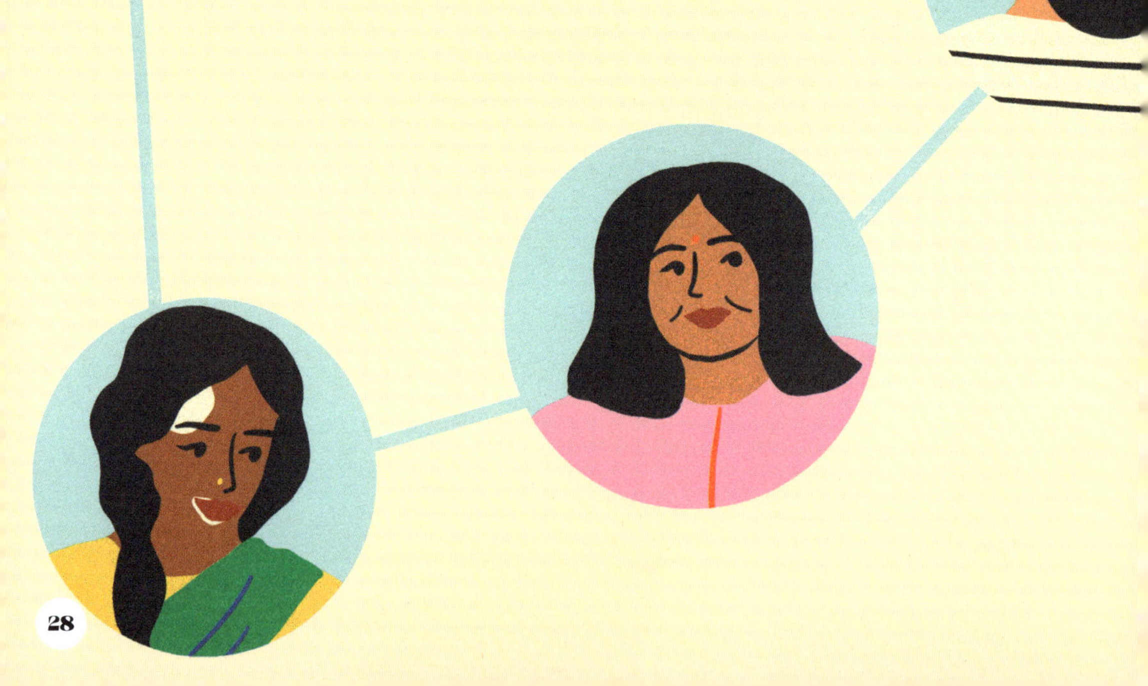

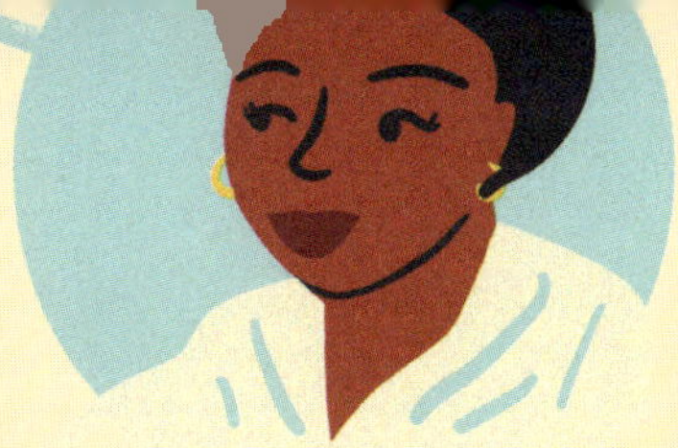

Unser Aussehen ist eine ganz wunderbare Kombination aus Genetik, Alter, Geschlechtsausdruck, kulturellem Hintergrund, **sozialen Normen,** Stilbewusstsein, wie viel Geld uns zur Verfügung steht, welchen Medien wir folgen und in welcher Community wir aufwachsen. Selbst eineiige Zwillinge ähneln sich nicht hundertprozentig. **Außerdem wird unser Aussehen durch die Zeit beeinflusst, in der wir leben,** da diese immer auch mit besonderen Schönheits-, Mode- und Gesundheitstrends einhergeht, die sich genauso von jeder Generation unterscheiden, die vor uns kam, wie jeder, die nach uns kommen wird.

Es gibt kein perfektes oder ideales Aussehen, egal wie sehr die Gesellschaft uns das auch weismachen will. **Sieh dein Aussehen als Leinwand zur Selbstdarstellung, Kreativität und als Quelle der Freude.** Schönheitsideale und -stereotypen zurückzuweisen, steigert nicht nur deine Body-Confidence, sondern lässt außerdem eine interessantere und fairere Welt entstehen.

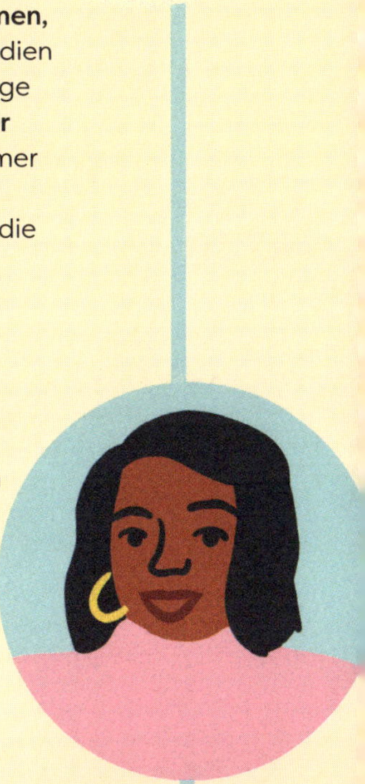

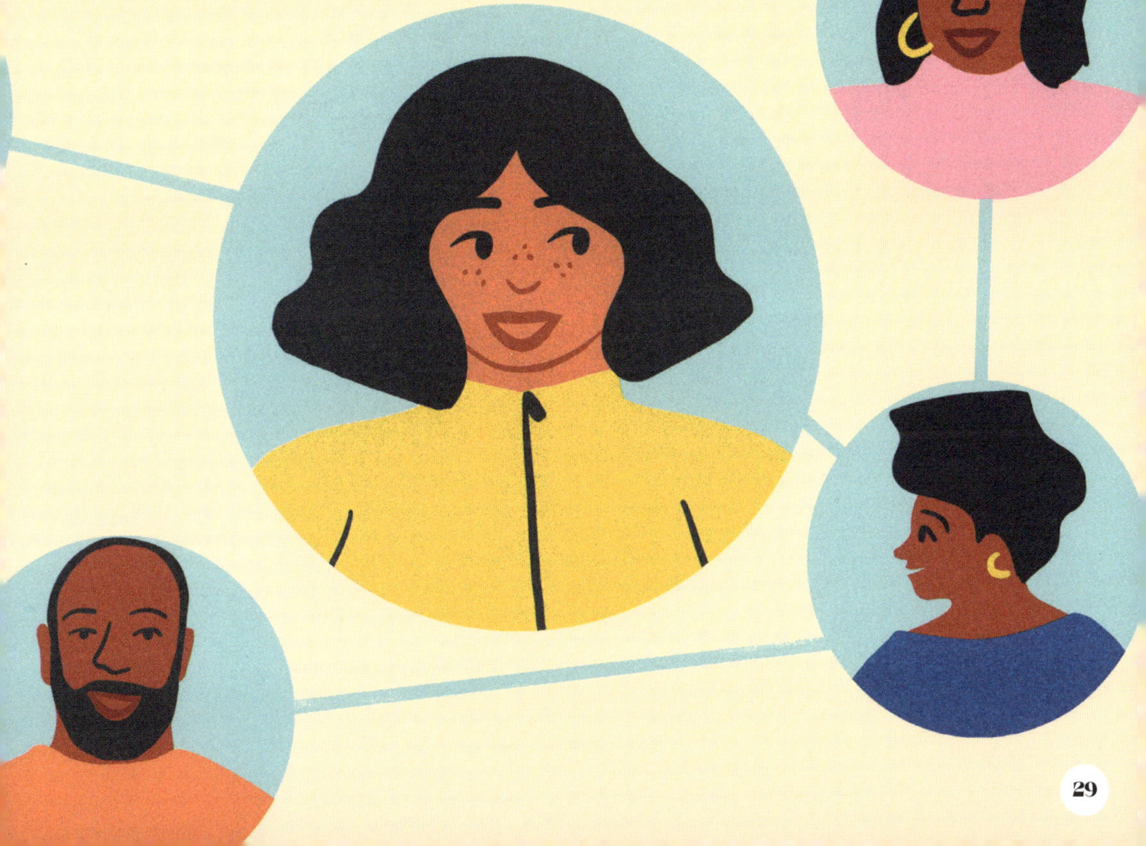

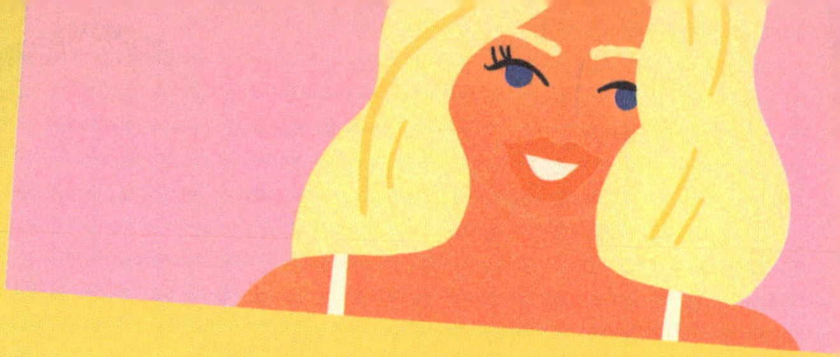

Was sind Schönheitsideale?

Obwohl unsere Körper so herrlich verschieden sind und diese Vielfalt unsere Welt bereichert und aufregend macht, entstanden zu jeder Epoche in jeder Kultur Schönheitsideale. **Ein Schönheitsideal ist die in einer Gesellschaft vorherrschende Vorstellung davon, wie unsere Körper auszusehen haben, um als „attraktiv" oder „schön" zu gelten.** Manchmal nennt man sie auch Schönheitsstandard.

Eins dürft ihr nie vergessen: **Schönheitsideale sind komplett ausgedacht, sie haben keinerlei wissenschaftliche oder sachliche Basis!** Zudem verändern sie sich fortwährend. Was heute als ideal gilt, ist, wenn du zwanzig wirst, längst überholt. Selten gelten sie kulturübergreifend. Was in Südkorea als schön angesehen wird, unterscheidet sich höchstwahrscheinlich von dem, was in Kenia oder Deutschland als attraktiv gilt. Schönheitsideale sind nur Vorstellungen, an die du nicht glauben und denen du nicht gerecht werden musst. In den 1990er-Jahren, als ich aufwuchs, bestand das Schönheitsideal für Frauen in Ländern wie Australien, Großbritannien und den USA darin, sehr dünn zu sein, am besten keinerlei Kurven zu haben, dazu bleistiftdünne Augenbrauen, stark gebräunte Haut und glattes Haar. In den letzten Jahren hat sich dieses Ideal gewandelt, jetzt sind dichte, natürliche Augenbrauen, ein großer, knackiger Po, breite Hüften, gewelltes Haar und pralle Lippen angesagt. Und auch das wird sich in den kommenden Jahren wieder ändern.

Frag doch mal deine Eltern, Großeltern oder andere Erwachsene aus deinem nahen Umfeld nach den Modetrends und Schönheitsidealen ihrer Jugend. Oder noch besser: Frag Menschen, die einer anderen Kultur angehören als du, welche Schönheitsideale gerade für sie gelten oder für ihre Vorfahren galten.

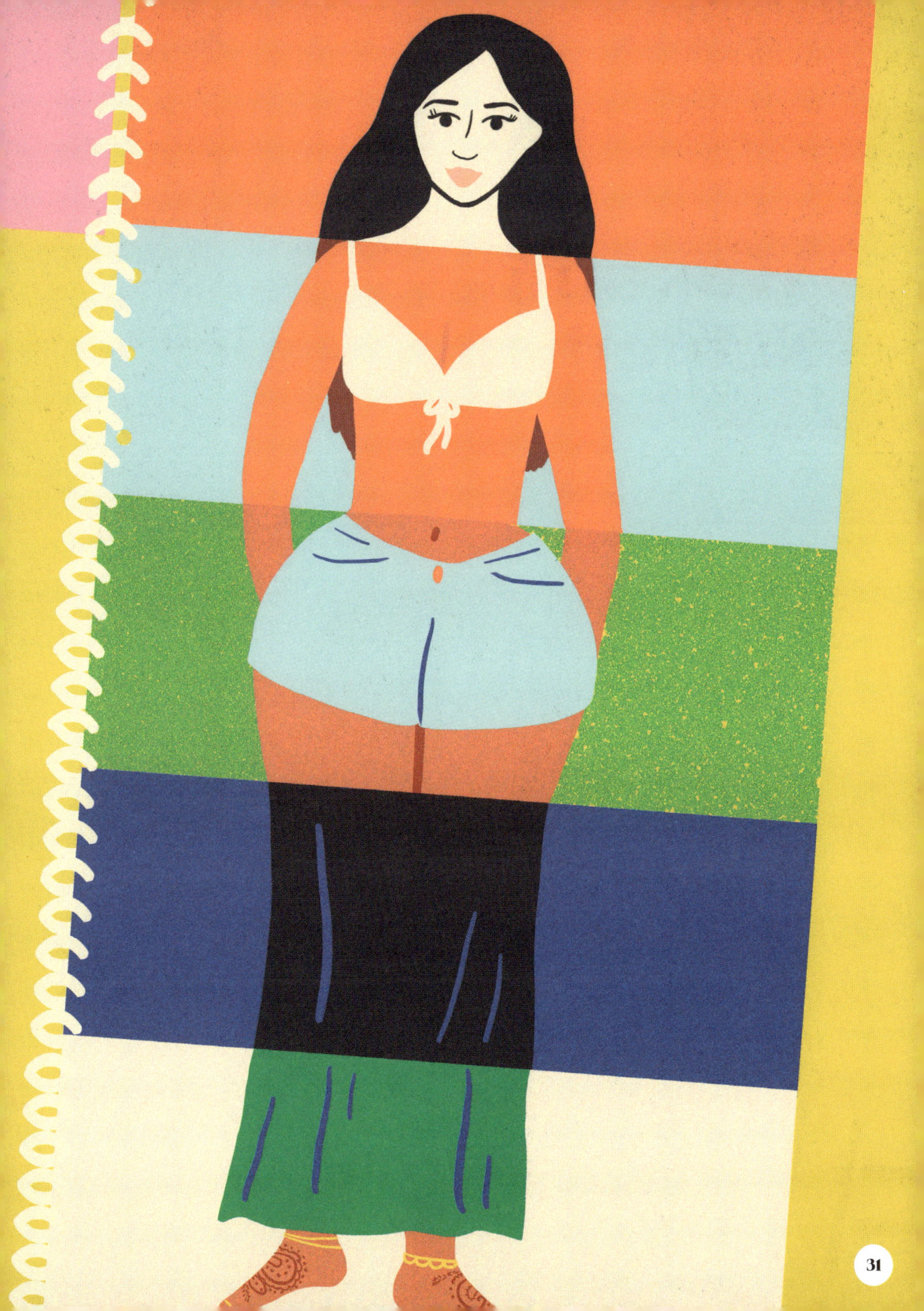

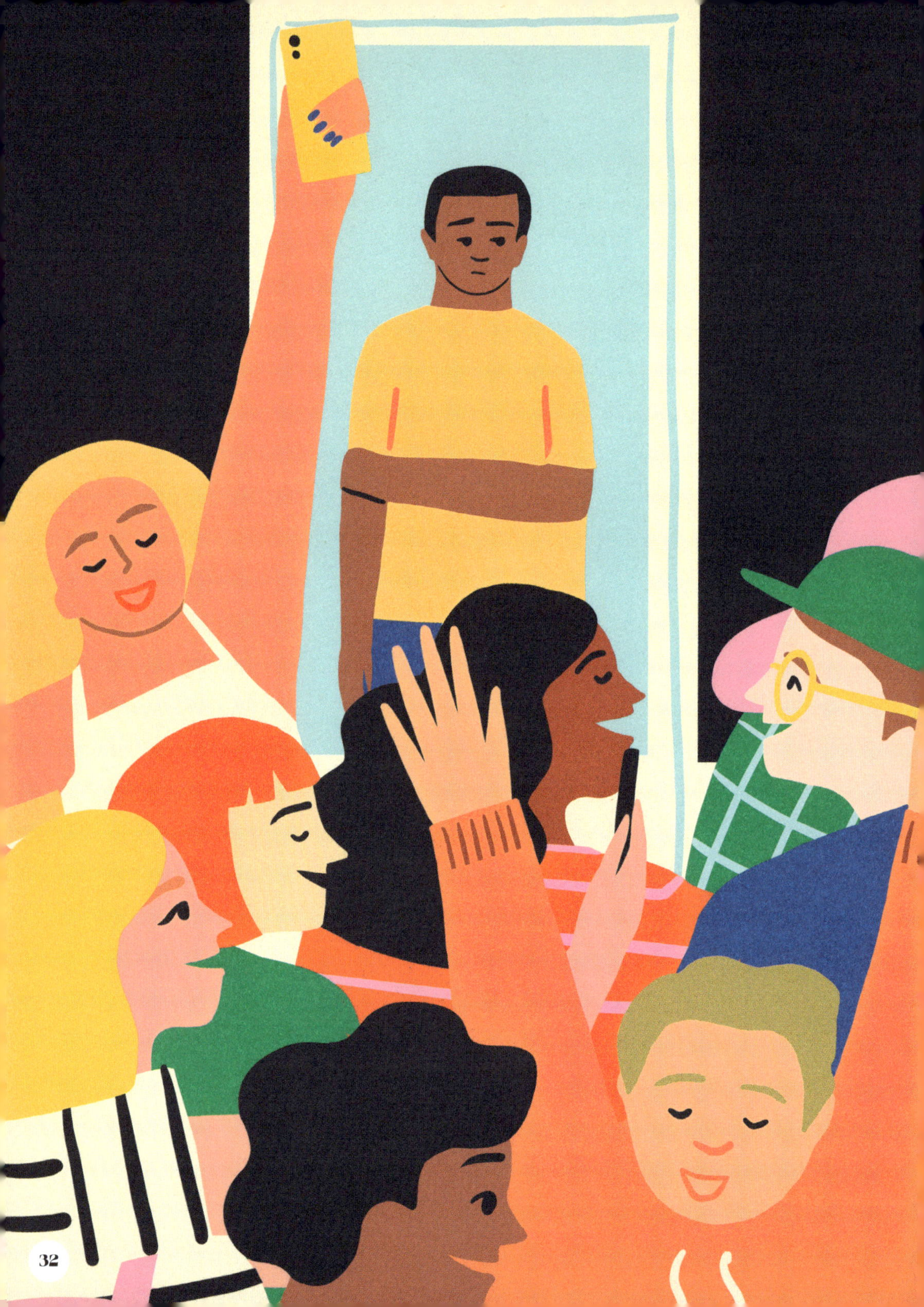

Also, was ist das Problem?

Jetzt fragst du dich vermutlich, warum es Schönheitsideale überhaupt gibt, wenn sie doch frei erfunden sind und sich ständig ändern. Oder du fragst dich, was eigentlich das Problem ist? Was ist so falsch daran, „gut“ aussehen zu wollen?

Spoileralarm: Der Versuch, Schönheitsidealen zu entsprechen, ist es nicht wert. Auf lange Sicht sind sie weder für dich noch die Gesellschaft förderlich.

Viele wissenschaftliche Studien haben gezeigt: **Unser körperliches Selbstbewusstsein leidet, wenn wir versuchen, den geltenden Schönheitsidealen zu entsprechen** oder sie als Maßstab an uns oder andere zu legen. Denn das führt zu Stress und Ängsten, zu Essstörungen oder anderen Gesundheitsproblemen. Vielleicht gibst du den Sport auf, den du liebst, beteiligst dich nicht länger am Unterricht, gehst nicht mehr zu Partys oder traust dich nicht, jemanden anzusprechen, nur weil du nicht dem entsprichst, was gerade als ideal gilt. Manche Menschen trauen sich nicht, sich so zu zeigen, wie sie sind, weil sie gemobbt oder sogar bedroht werden, wenn sie sich nicht anpassen.

Ich bin viel um die Welt gereist und habe mit den unterschiedlichsten Menschen über Body-Confidence gesprochen. Dabei habe ich unzählige Geschichten über die negativen Folgen gehört, die Schönheitsideale für die Menschen hatten.

Eine Mutter in Ruanda erzählte mir:

Ich habe drei Töchter. Mein Geld reicht nur, um eine von ihnen zur Schule zu schicken. Ich schicke die schönste von den dreien, weil sie die besten Chancen auf Erfolg hat.

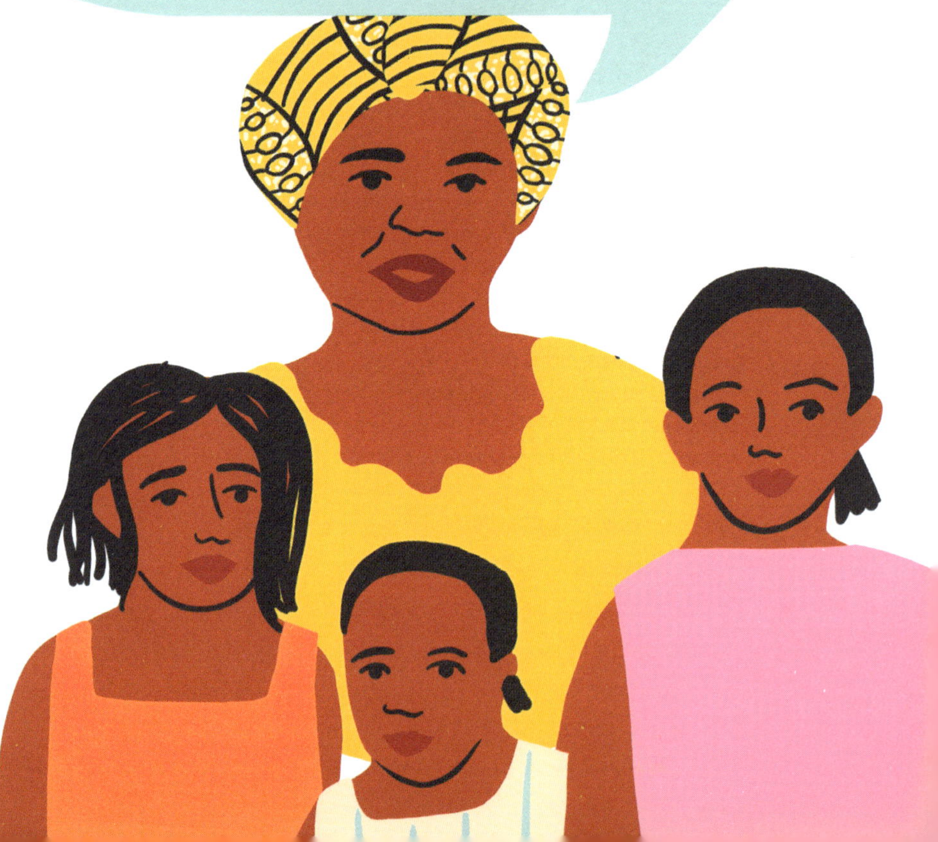

Ein Freund aus Großbritannien erzählte mir:

Mein Cousin wurde in der Schule gehänselt, weil er nicht dem entsprach, was laut Medien attraktiv war. Nach dem Schulabschluss war er so schüchtern, dass er sich weder um eine Ausbildung noch einen Studienplatz beworben hat, alles wegen geringer Body-Confidence.

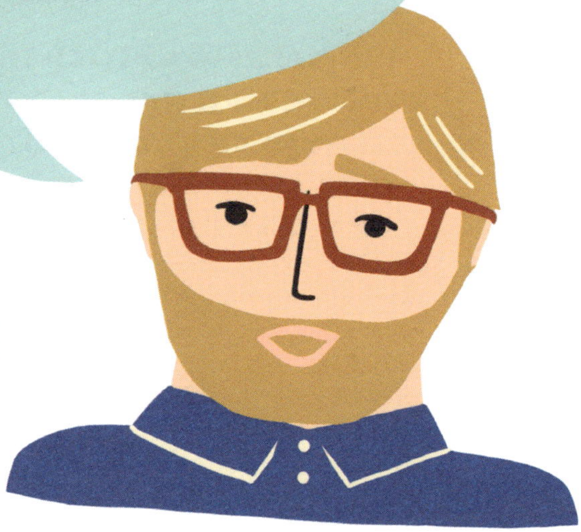

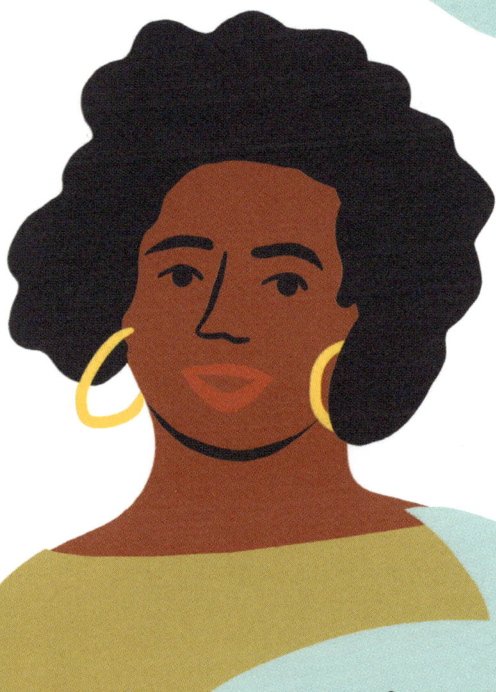

Eine Frau in Brasilien erzählte mir:

In meiner Kindheit und Jugend wurde mir gesagt, niemals helle Farben zu tragen, weil mich der Kontrast zu meiner Hautfarbe zu dunkel erscheinen ließe. Ich habe mich schrecklich für meinen Körper geschämt und dafür, Schwarz zu sein.

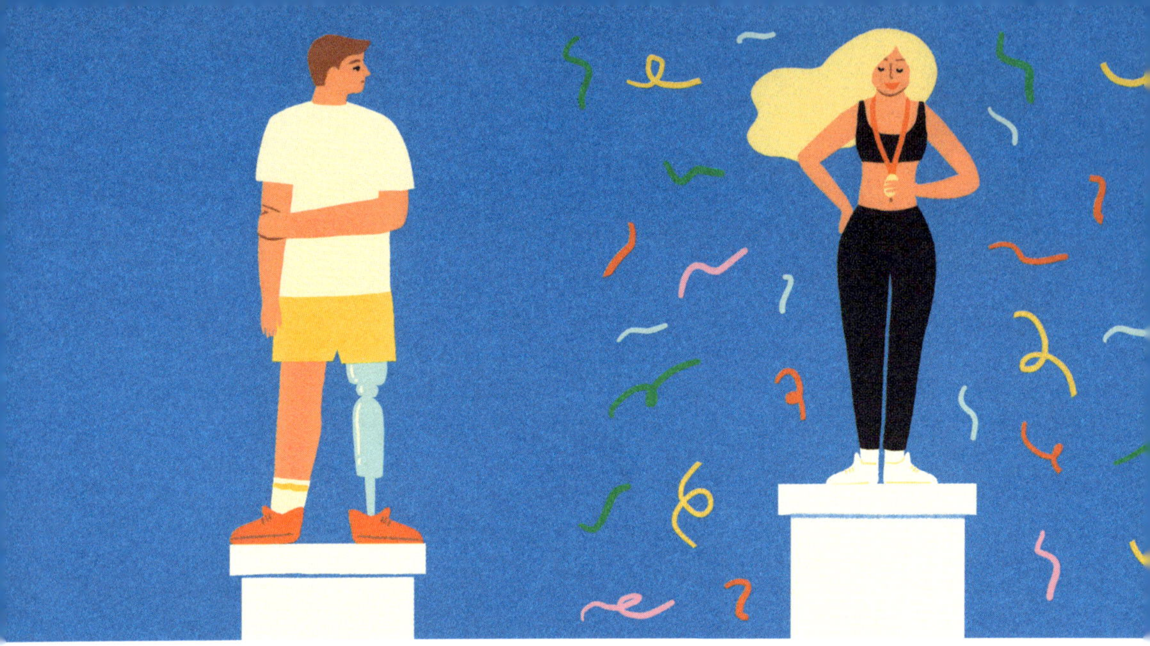

Das Festhalten an Schönheitsidealen führt also zu Ungerechtigkeit und Ungleichbehandlung. Ein Blick in die Vergangenheit zeigt, dass Schönheitsideale normalerweise Schwarze und indigene Menschen, People of Colour, dicke Menschen, jene, die nicht den traditionellen Vorstellungen von männlich und weiblich entsprechen, und Menschen mit Behinderungen oder auffälligem Aussehen (aufgrund auffälliger Muttermale, einer Lippenspalte oder einem Hautleiden) ausschließen. Dadurch, dass Schönheitsideale die Annahme zementieren, Menschen mit einem gewissen Aussehen seien schöner, erfolgreicher und wertvoller als all jene, die dies nicht haben, führen sie außerdem dazu, dass bestimmte Menschen weiterhin die Machtpositionen besetzen und andere benachteiligt werden. Durch Schönheitsideale werden typischerweise Menschen, die dünn, weiß, cis und reich sind, und die keine Behinderung haben, bevorzugt. So verstärken sie gleichzeitig **Rassismus, Klassismus, Transfeindlichkeit** und **Sexismus** – alles Ausprägungen von **Vorurteilen** und **Diskriminierung.** Der Druck, sich Schönheitsidealen unterzuordnen, ist besonders hoch für Frauen und Mädchen. Die Wahrscheinlichkeit, dass Frauen wegen ihrer Haare, ihrer Kleidung, ihres Alters, ihrer Hautfarbe und Körperform gemobbt werden, wenn sie nicht den gerade herrschenden Schönheitsidealen entsprechen, ist höher als bei Männern. Eine aktuelle Studie hat gezeigt, dass sechzig Prozent der Mädchen weltweit glauben, ein bestimmtes Aussehen haben zu müssen, um erfolgreich zu sein. Gleichzeitig wünschten siebzig Prozent von ihnen, die Medien würden Frauen und Mädchen nicht allein aufgrund ihres Aussehens beurteilen, sondern wegen dem, was sie tun und sagen.[6]

Schönheitsideale belasten nicht-binäre und trans Personen besonders, da sie oft ausschließlich auf traditionellen Vorstellungen von Frauen und Männern fußen. So schränken sie von vornherein ein, wie Geschlecht ausgedrückt werden darf, und legen fest, was „normal" und akzeptabel ist. So entsteht ein unsicherer Rahmen für **queere** Menschen.

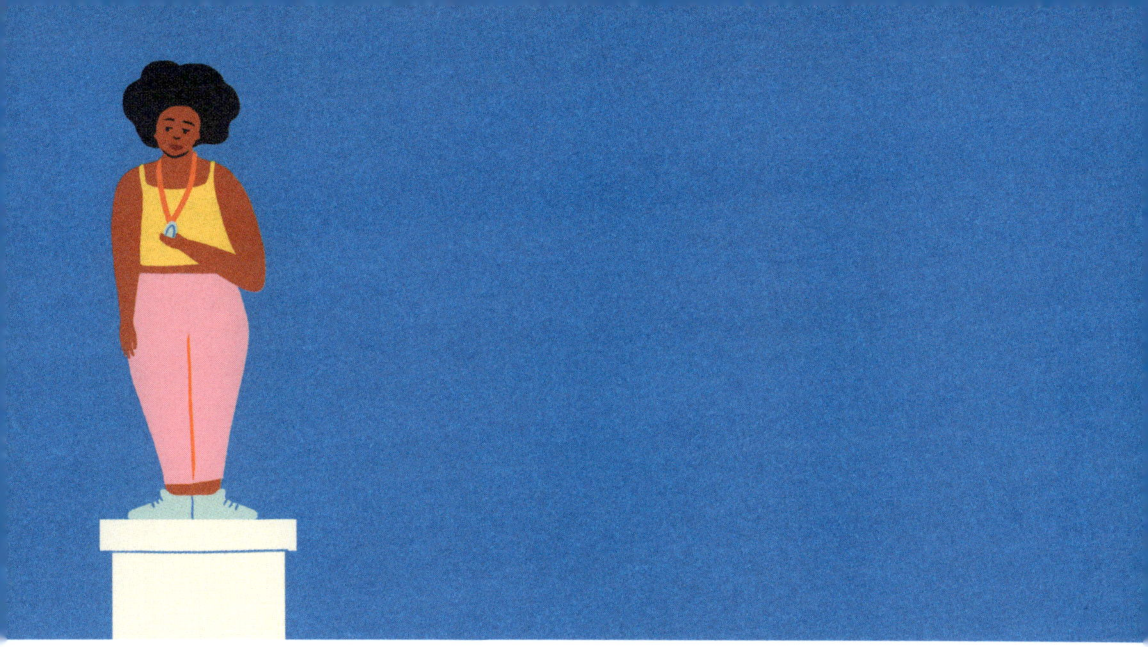

Trotz der Bemühungen, mehr Gleichberechtigung zwischen den Geschlechtern, Sexualitäten, Races, Generationen und Menschen mit und ohne Behinderung herzustellen, ist es absolut unerlässlich, dass wir auch möglichst geschlossen die Schönheitsideale zurückweisen.

Jeder Mensch verdient Akzeptanz, eine Meinung, eine gute Ausbildung, Unterstützung, Sicherheit und Gleichberechtigung, ganz egal wie dieser Mensch aussieht.

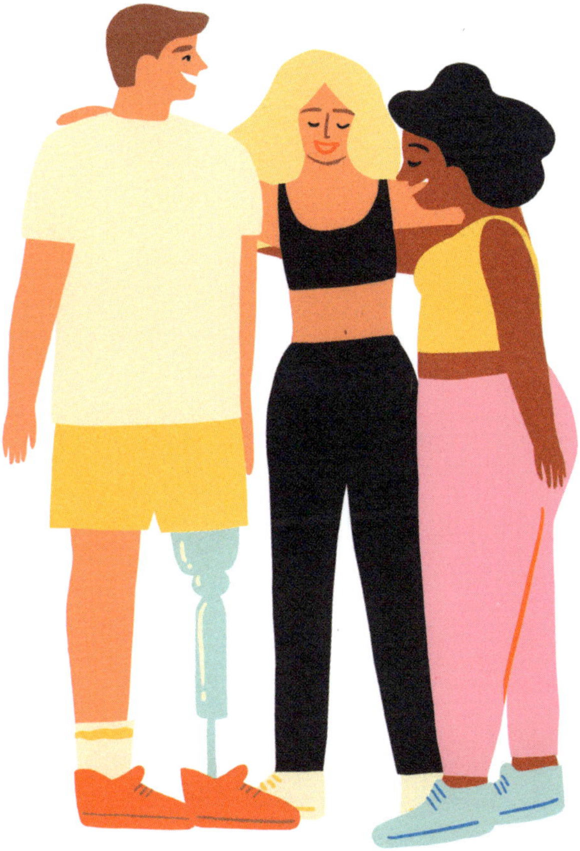

Woher kommen sie?

Wieso gibt es Schönheitsideale, wenn sie so schädlich sind und unfaire Bedingungen schaffen? Wer profitiert davon?

Abgesehen davon, dass sie auf Vorurteilen und Diskriminierung fußen, haben Firmen und Marken eine milliardenschwere Industrie geschaffen, um mit Schönheitsidealen und den daraus resultierenden Körperbildproblemen Geld zu scheffeln. Durch ihre Werbekampagnen fördern solche Firmen Schönheitsideale und versprechen uns, dass ihre Produkte uns dabei helfen werden, diese Ideale zu erreichen. Dabei sind es in den meisten Fällen leere Versprechen. Die meisten Schönheitsideale sind so unrealistisch, dass die wenigsten von uns je aussehen werden wie die Models in der Werbung, egal wie viele Produkte wir kaufen oder wie sehr wir auch versuchen, unsere Körper zu verändern. Trotzdem hatte die Schönheitsindustrie 2023 einen Wert von 579 Milliarden Dollar, und die Erträge der Schönheitschirurgie wurden 2021 auf 63 Milliarden Dollar geschätzt.[7][8] Um weiterhin Geld damit zu verdienen, werden sich auch die Schönheitsideale weiter verändern, um einen Bedarf an neuen Produkten zu schaffen und den Absatz zu steigern. **Es ist ein endloser Kreislauf, der immer von Neuem dazu führt, dass wir uns unzureichend fühlen.**

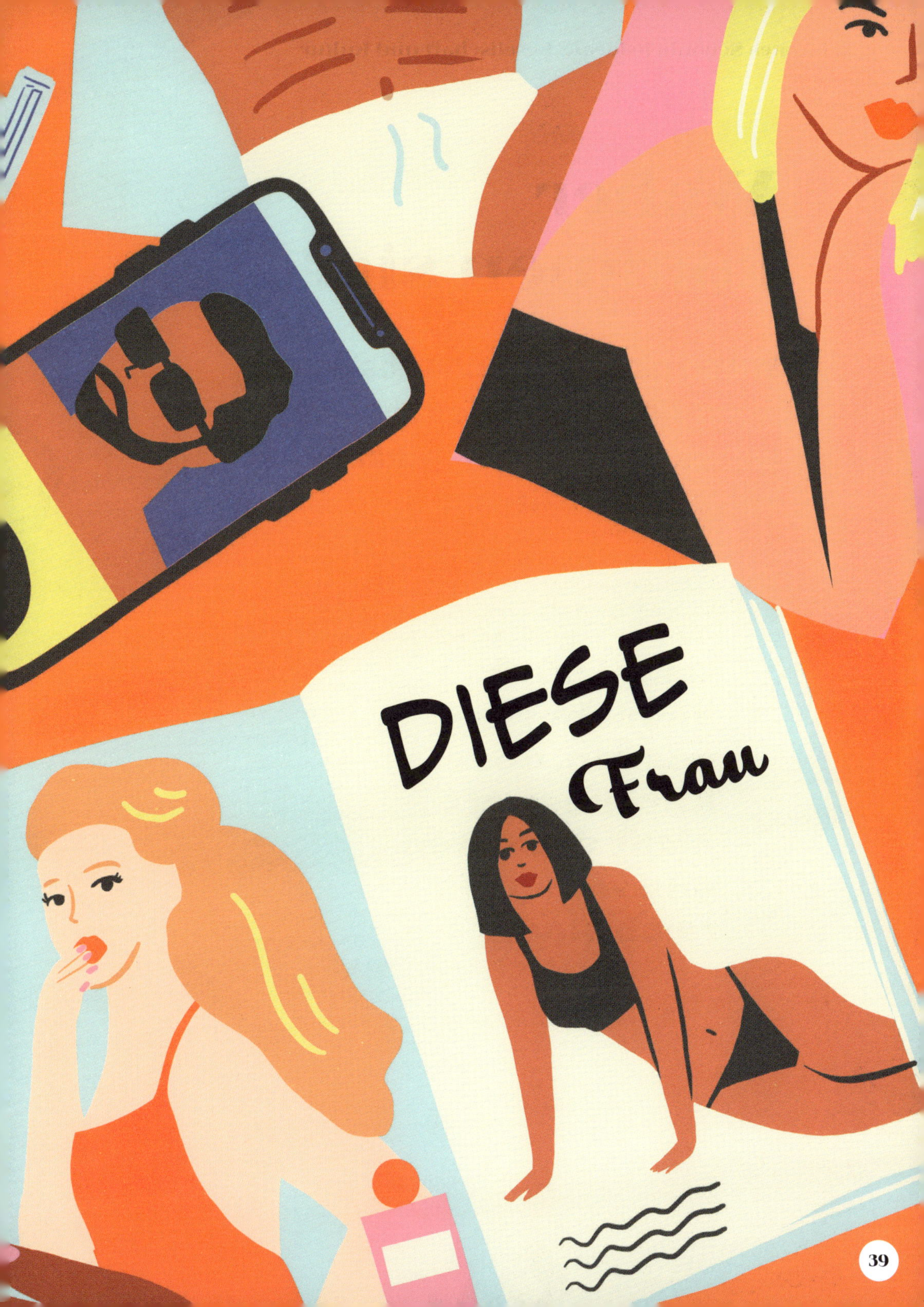
DIESE
Frau

Manchmal befeuern wir selbst Schönheitsideale, ohne dass es uns bewusst ist, einfach weil unser Verstand andere Menschen aufgrund ihres Aussehens beurteilt. So etwas nennen wir **Klischee.** Klischees sind gedankliche Abkürzungen, die unser Gehirn macht, um Zeit und Energie zu sparen. Oft haben wir feste Vorstellungen von etwas (zum Beispiel: Jungs sind besser in Sport als Mädchen, Brillenträger*innen sind intelligenter). Geformt werden sie von unseren Erfahrungen, unserer Kultur, der Gesellschaft und von Schönheitsidealen.

Dabei dürft ihr nicht vergessen, dass Klischees oft nicht zutreffen und wenig hilfreich sind.

Mädchen können zum Beispiel genauso gut im Sport sein wie Jungs, und es besteht kein Zusammenhang zwischen Intelligenz und dem Tragen von Brillen.

Oft beurteilen wir andere aufgrund ihres Aussehens, besonders, wenn wir sie zum ersten Mal treffen oder nur online kennenlernen. Beispielsweise gehen die meisten Menschen davon aus, dass Dünne fitter sind als Dicke, dass Leute, die aussehen wie Models, reicher sind, dass attraktive Menschen klüger und witziger oder Menschen mit hellerer Hautfarbe vertrauenswürdiger sind. Wir vermuten außerdem, dass Stars das perfekte Leben führen, dabei werden auch sie krank, haben Beziehungsprobleme oder einfach harte Zeiten – genau wie wir.

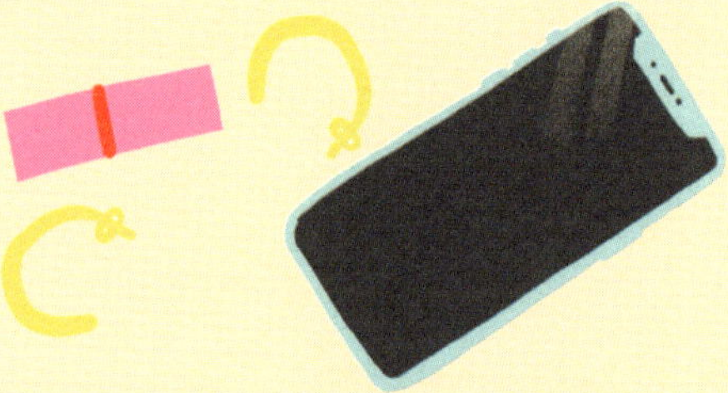

Was ist die Lösung?

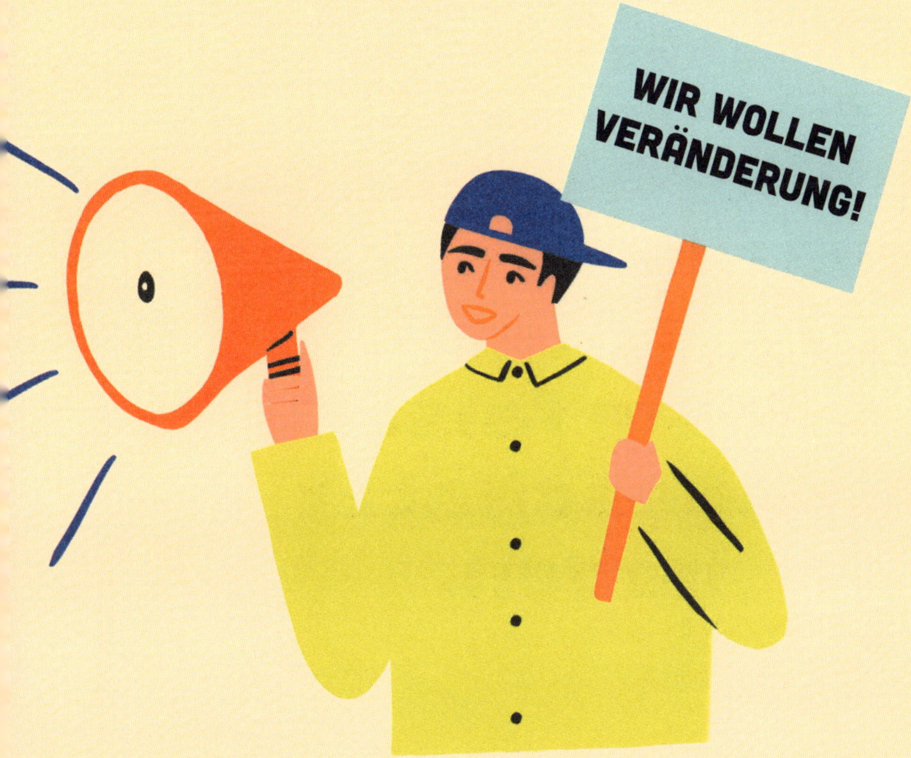

Wir müssen Firmen dazu zu bringen, ihre Vorgehensweise zu verändern (wirf mal einen Blick ins 7. Kapitel, was dafür zu tun ist!), uns gegen Rassismus, Transfeindlichkeit und Sexismus wehren und anfangen, Schönheitsideale kritisch zu hinterfragen.

Wenn wir uns die Zeit nehmen, andere kennenzulernen, merken wir häufig, dass wir sie falsch eingeschätzt haben.

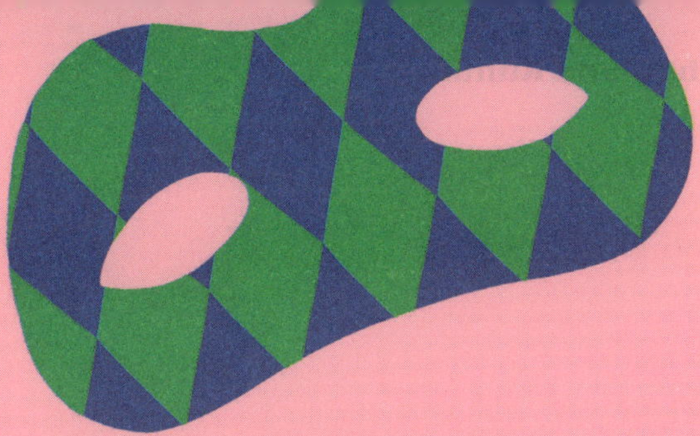

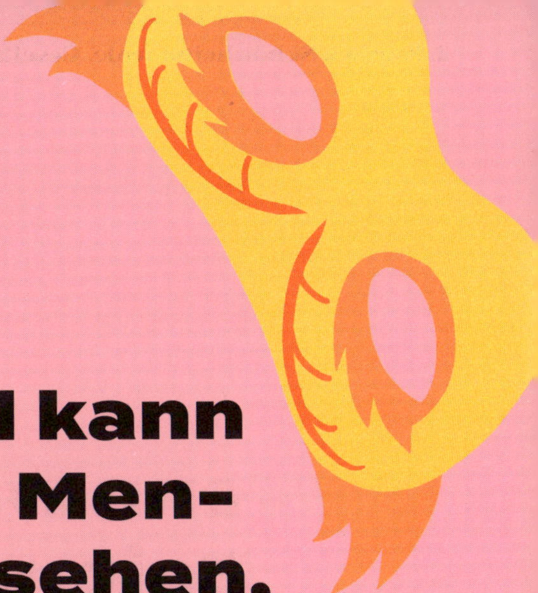

Niemand kann anderen Menschen ansehen, wie glücklich, fit, erfolgreich, klug, gesund, reich oder vertrauenswürdig sie sind.

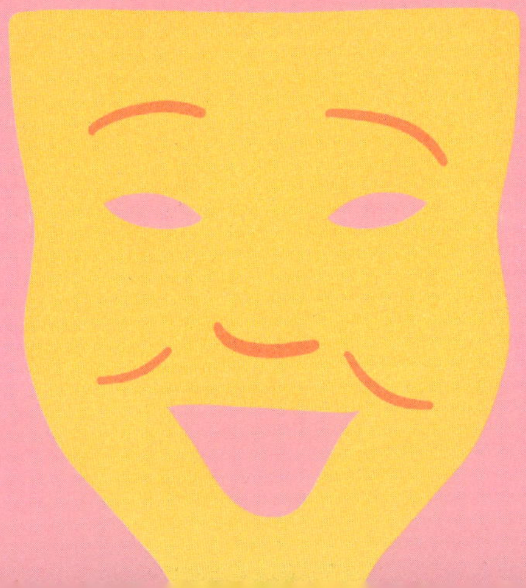

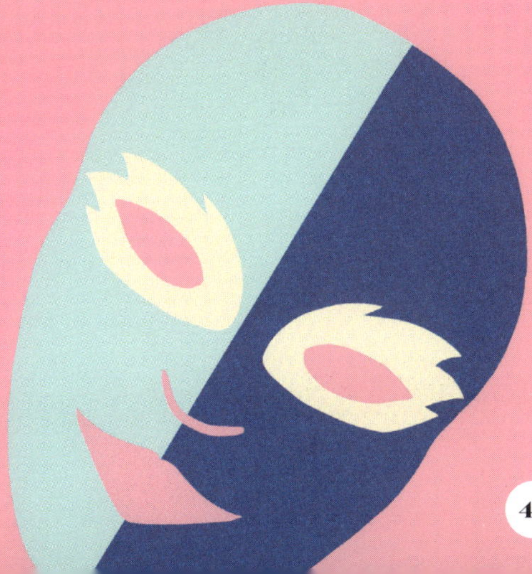

Tipps und Anregungen: Vielfalt wertschätzen und Schönheitsideale zurückweisen

Je mehr du übst, Schönheitsideale und Klischees zu erkennen und zu benennen, desto schneller kannst du sie gedanklich abwenden und dich vor ihren schlimmen Konsequenzen schützen.

Schönheit in der Kunst

- Besuche die Internetseiten der berühmtesten Kunstgalerien der Welt, zum Beispiel die des Louvre in Paris, der National Gallery of Art in Washington, D.C., der Uffizien in Florenz oder der National Portrait Gallery in London.
- Suche ihre Online-Galerien oder Ausstellungen. Nimm dir zehn Minuten Zeit und betrachte genau, wie Körper und Gesichter von unterschiedlichen Künstler*innen in unterschiedlichen Jahrhunderten und Kulturen gemalt, gezeichnet oder gemeißelt wurden.
- Frag dich, welche Körperformen nicht abgebildet wurden. Wer wurde ausgeblendet und warum? Dies zeigt, wie verbreitet Vorurteile sind und wie dringend wir etwas daran ändern müssen.

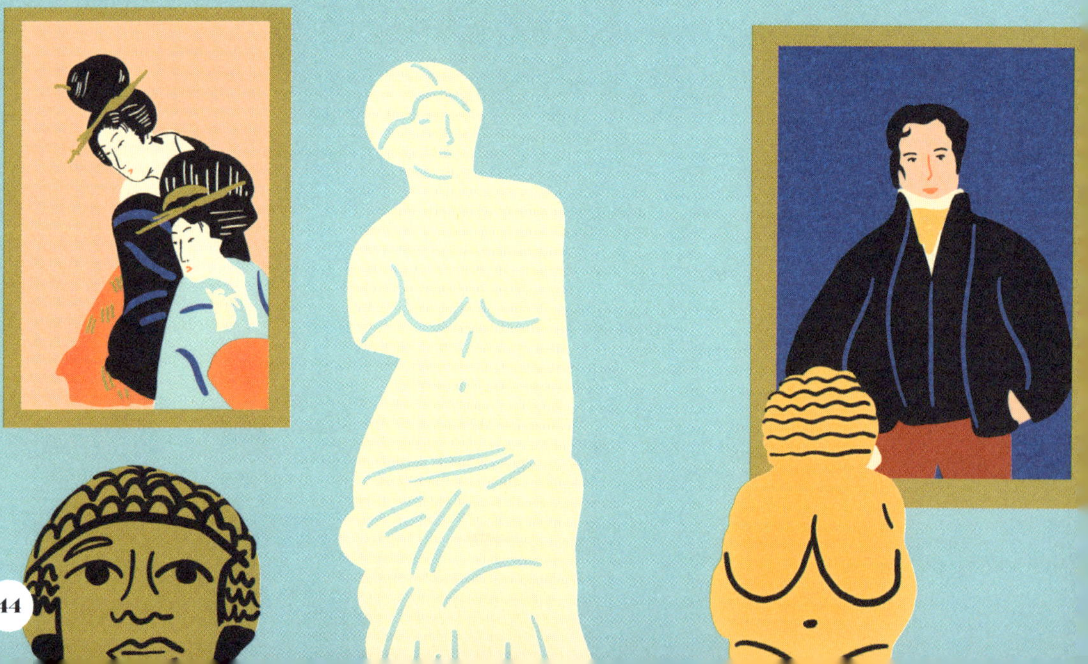

Klischees überdenken

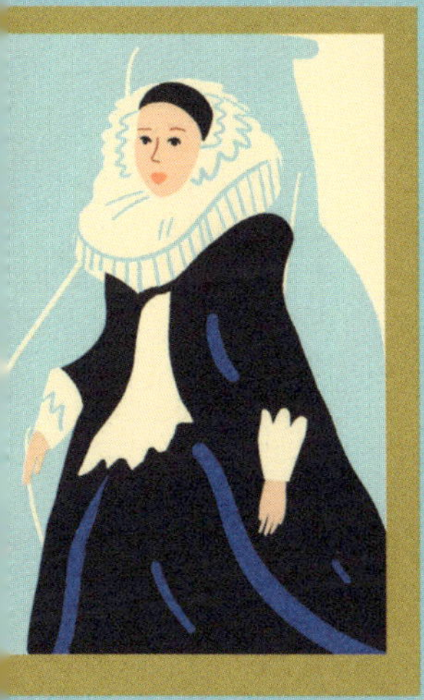

- Schau mal, ob es in deinem Alltag Menschen gibt, die Klischees zu Hautfarbe, Alter, Fitness, körperlicher Fähigkeit, Geschlecht, Gewicht und Aussehen infrage stellen.
- Um einen neuen Blick dafür zu bekommen, wie beispielsweise starke und trainierte Körper aussehen können, such mal im Internet nach Athlet*innen, die dick sind oder Behinderungen haben (**Stichwörter:** Olympisches Gewichtheben oder Paralympics).
- Ob attraktive Menschen wirklich klüger und witziger sind, lässt sich leicht prüfen. Überleg mal, wen du klug und witzig findest – egal, ob prominent oder aus deinem Umfeld. Wahrscheinlich sehen sie alle unterschiedlich aus und stimmen gar nicht mit dem vorherrschenden Schönheitsideal überein.
- Beobachte, ob dir Menschen auffallen, bei denen nicht von ihrem Geschlecht abhängig zu sein scheint, welche Kleidung, Frisur und welches Make-up sie tragen.
- Mach das am besten jede Woche. Klischees entwickeln sich langsam, deshalb braucht es auch Zeit und Übung, bis man sich wieder davon befreit hat.

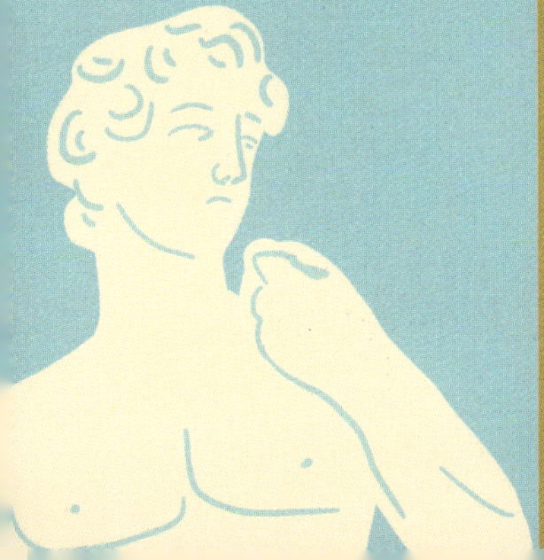

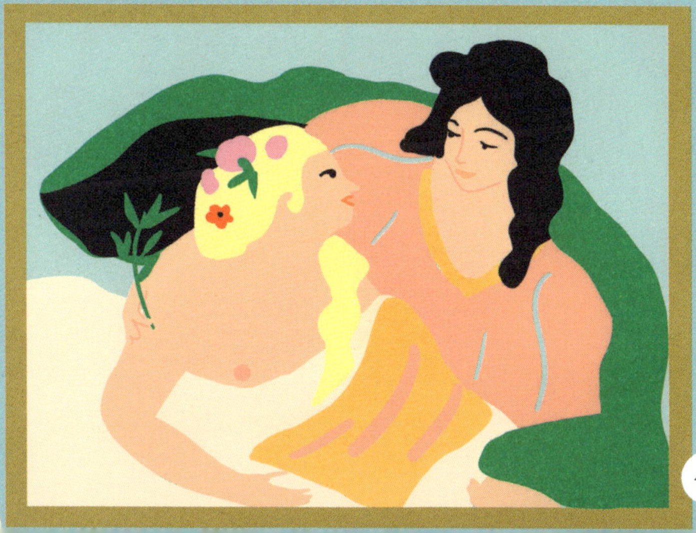

Teile deine Gedanken mit anderen

- Hast du Freund*innen, die mit ihrem Körperbild hadern? Schreibe ihnen in einem Brief, einer Nachricht oder einer E-Mail, was du bisher in diesem Buch gelernt hast. Weise auch darauf hin, wie problematisch Schönheitsideale sind und warum es sich nicht lohnt, sich ihnen zu unterwerfen.
- Beschreibe, wie Schönheitsideale sich mit der Zeit verändern, welche Folgen sie für den eigenen Selbstwert haben und inwiefern sie Ungerechtigkeit fördern.
- Sag ihnen am Schluss, dass du sie genau so magst, wie sie sind – und vergiss nicht, alles abzuschicken!

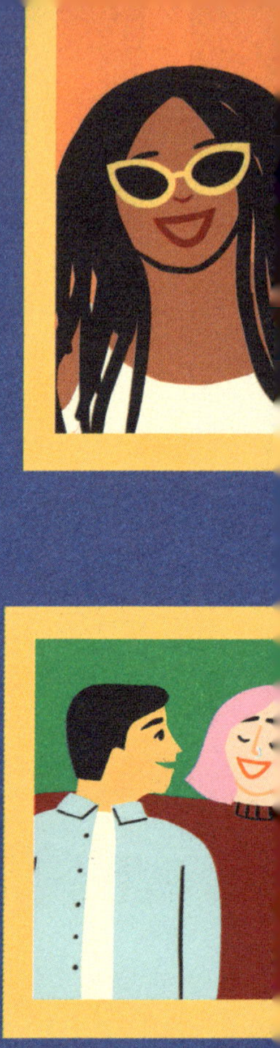

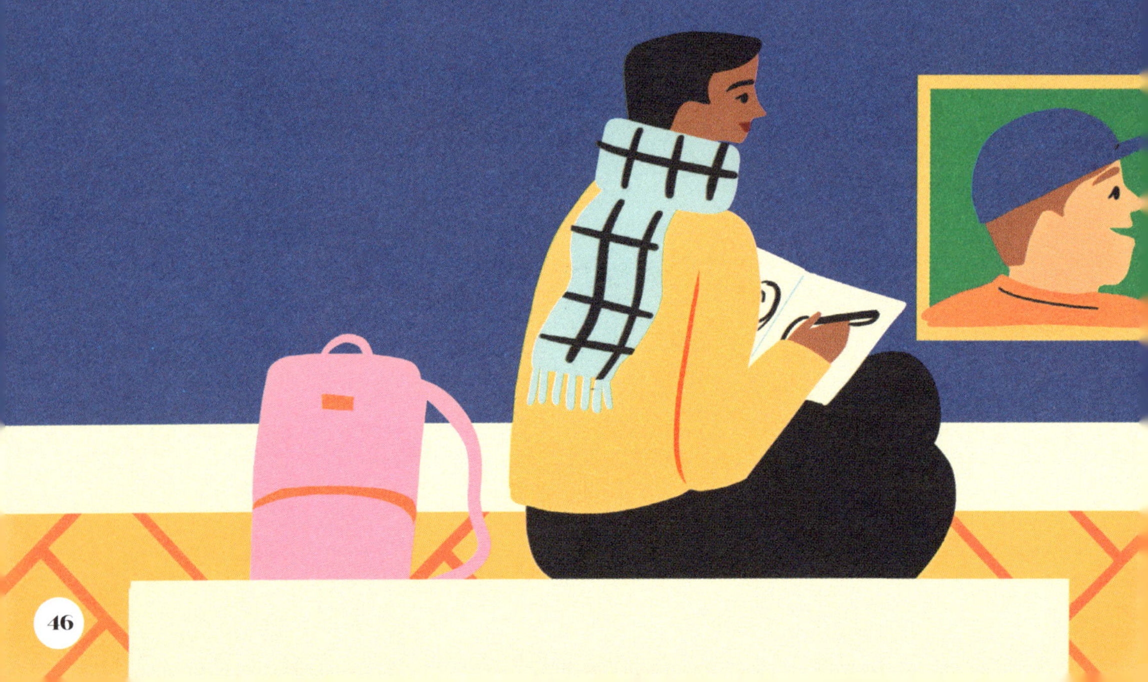

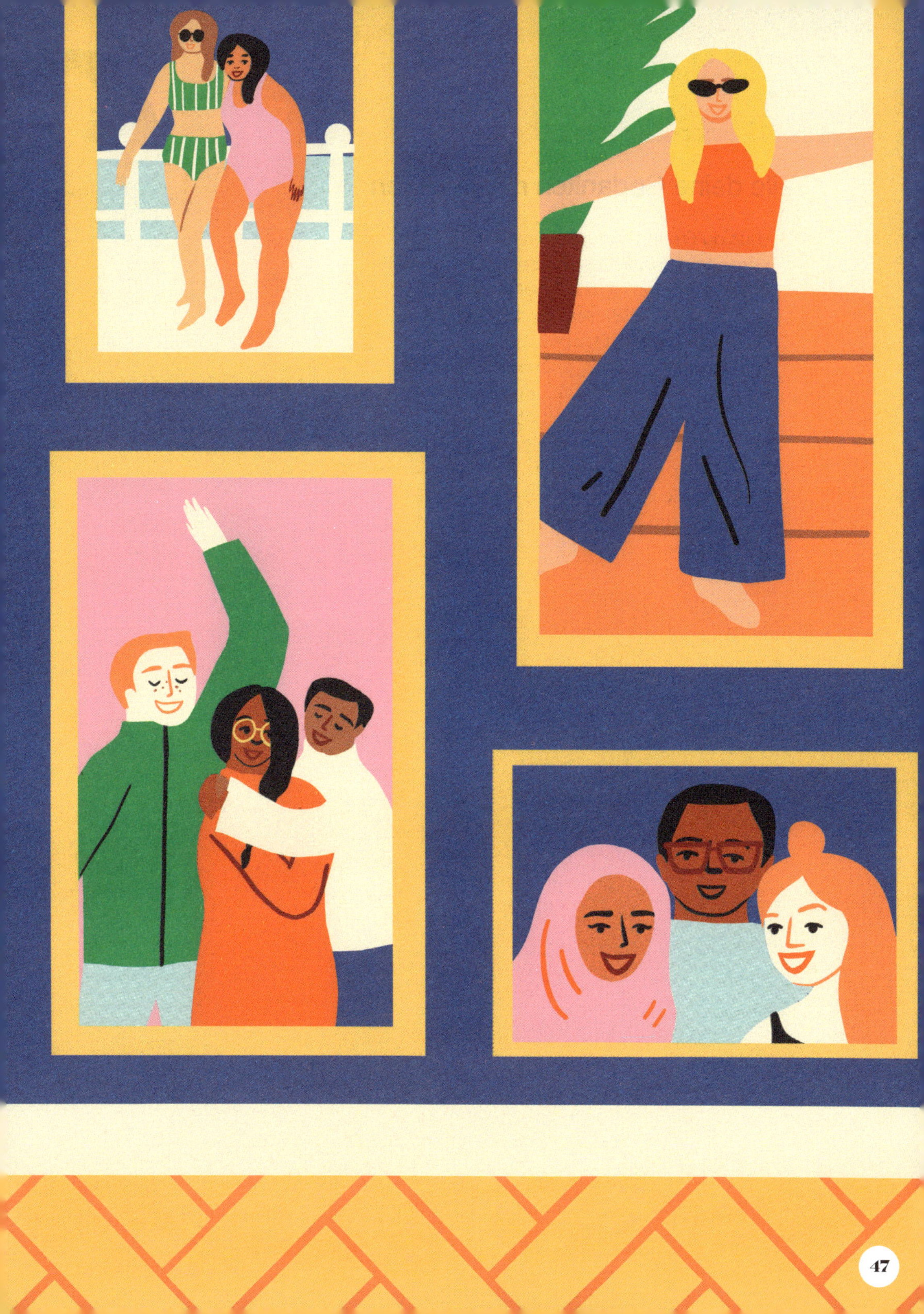

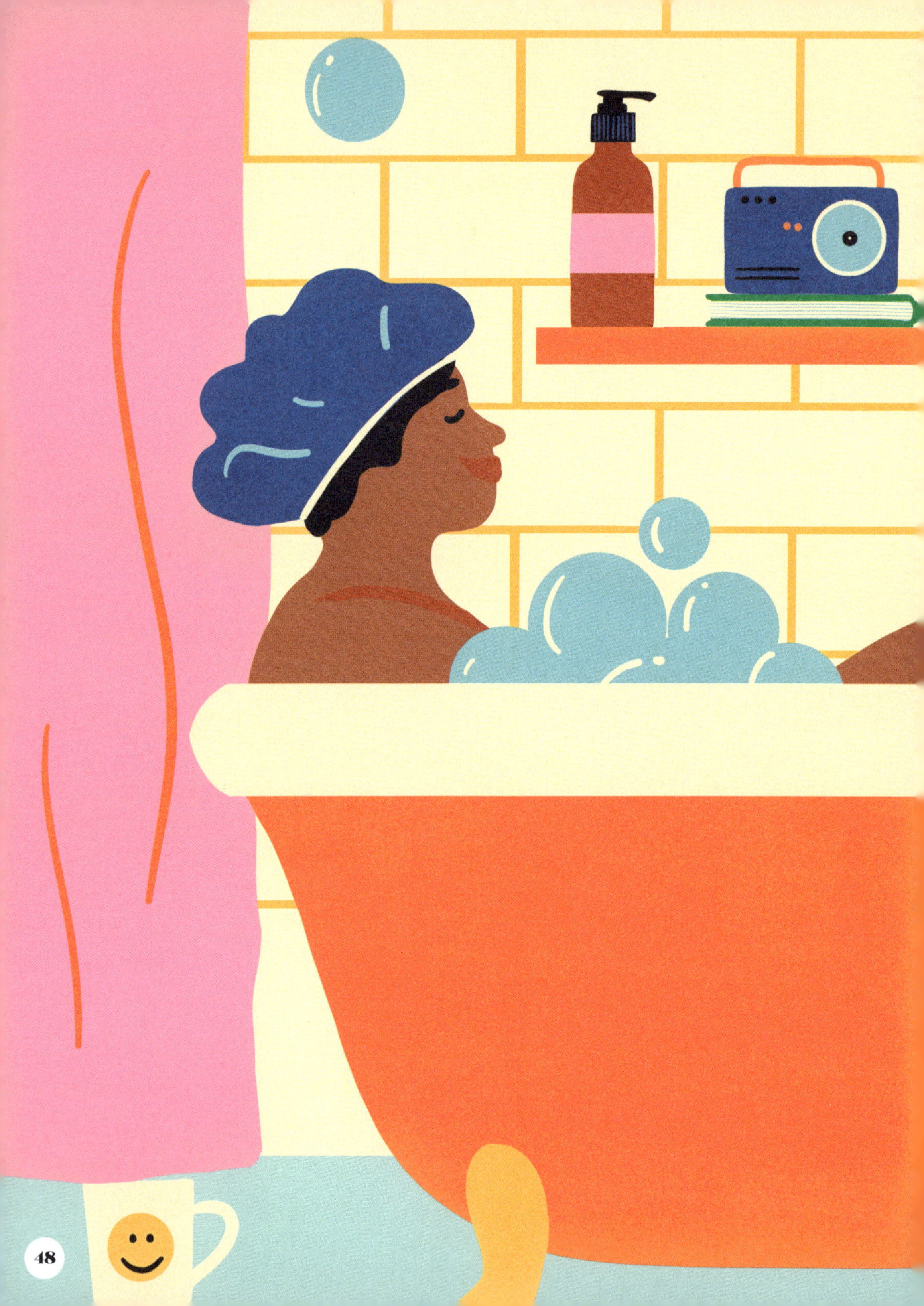

3. Kapitel:

Wie du dich um deinen einzigartigen Körper kümmerst

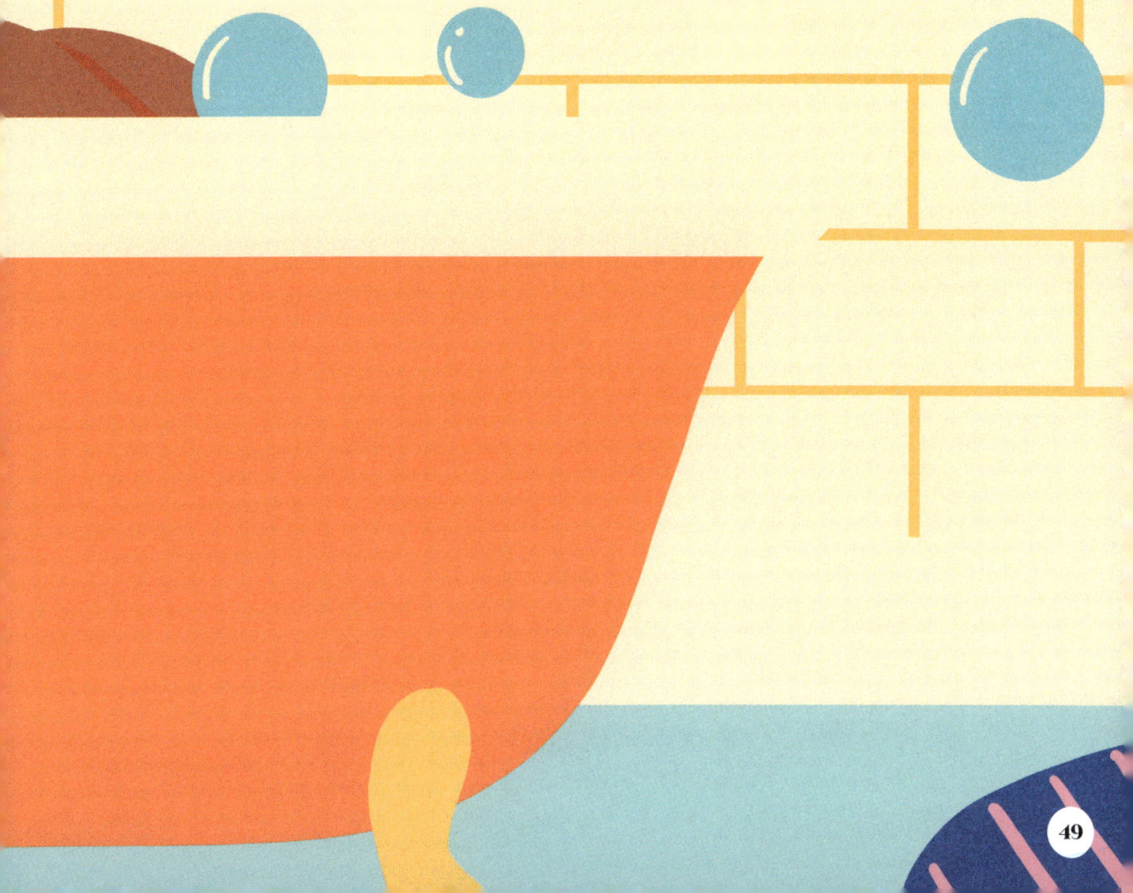

Deinen Körper dafür zu feiern, wie einzigartig und „normal“ er ist, auf seine Bedürfnisse zu hören und gut auf ihn achtzugeben, sind entscheidend für körperliches Selbstbewusstsein.

Als wir noch klein waren, ist das den meisten von uns leichtgefallen. Wir wollten etwas zu essen, wenn wir Hunger hatten, konnten fast überall einschlafen, wenn wir müde waren, und haben unseren Körper mit Neugierde und Begeisterung erforscht. Außerdem waren wir viel zu beschäftigt damit, zu schlafen, zu essen, zu spielen, uns zu bewegen und Neues zu lernen, um uns Gedanken darüber zu machen, wie wir aussehen. **Aber je älter wir werden, desto mehr spüren wir den Druck, den Schönheitsidealen entsprechen zu müssen, um dazuzugehören,** weshalb uns wichtiger wird, was andere über uns denken. Wir fangen an, Körpersignale wie Hunger, Müdigkeit, Lust und manchmal sogar Schmerzen zu ignorieren, wenn sie gerade unpassend sind oder wir uns schämen.

Dabei dürfen wir eins nicht vergessen: **Unsere Körper sind unglaublich intelligent und komplex.** Sie passen sich permanent den aktuellen Herausforderungen des Lebens an, damit wir weiterhin tun können, was wir wollen. Wenn wir auf sie hören, sagen sie uns, was sie brauchen, um sich stark, gesund und wohlzufühlen. Lasst uns herausfinden, wie wir unsere Körper akzeptieren, wieder zu ihnen finden und gut für sie sorgen können.

Ich verspreche euch, es wird sich SO gut anfühlen!

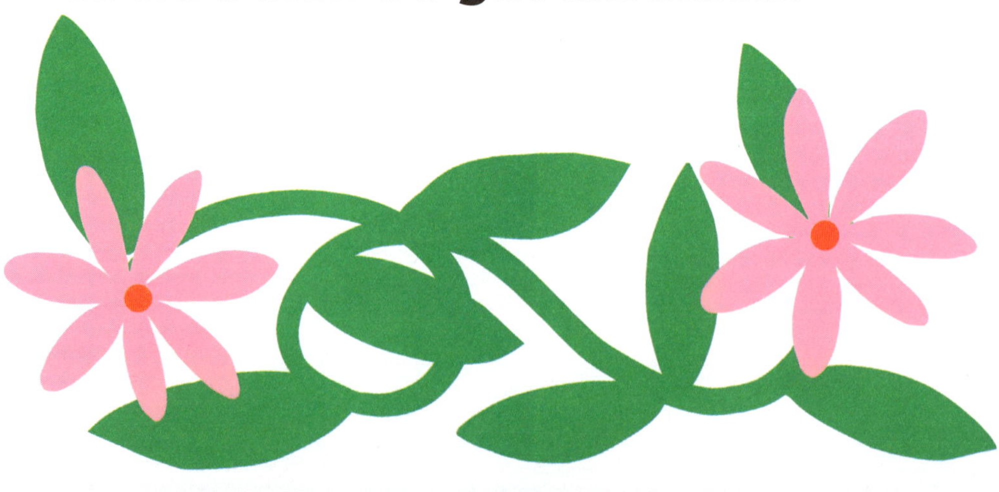

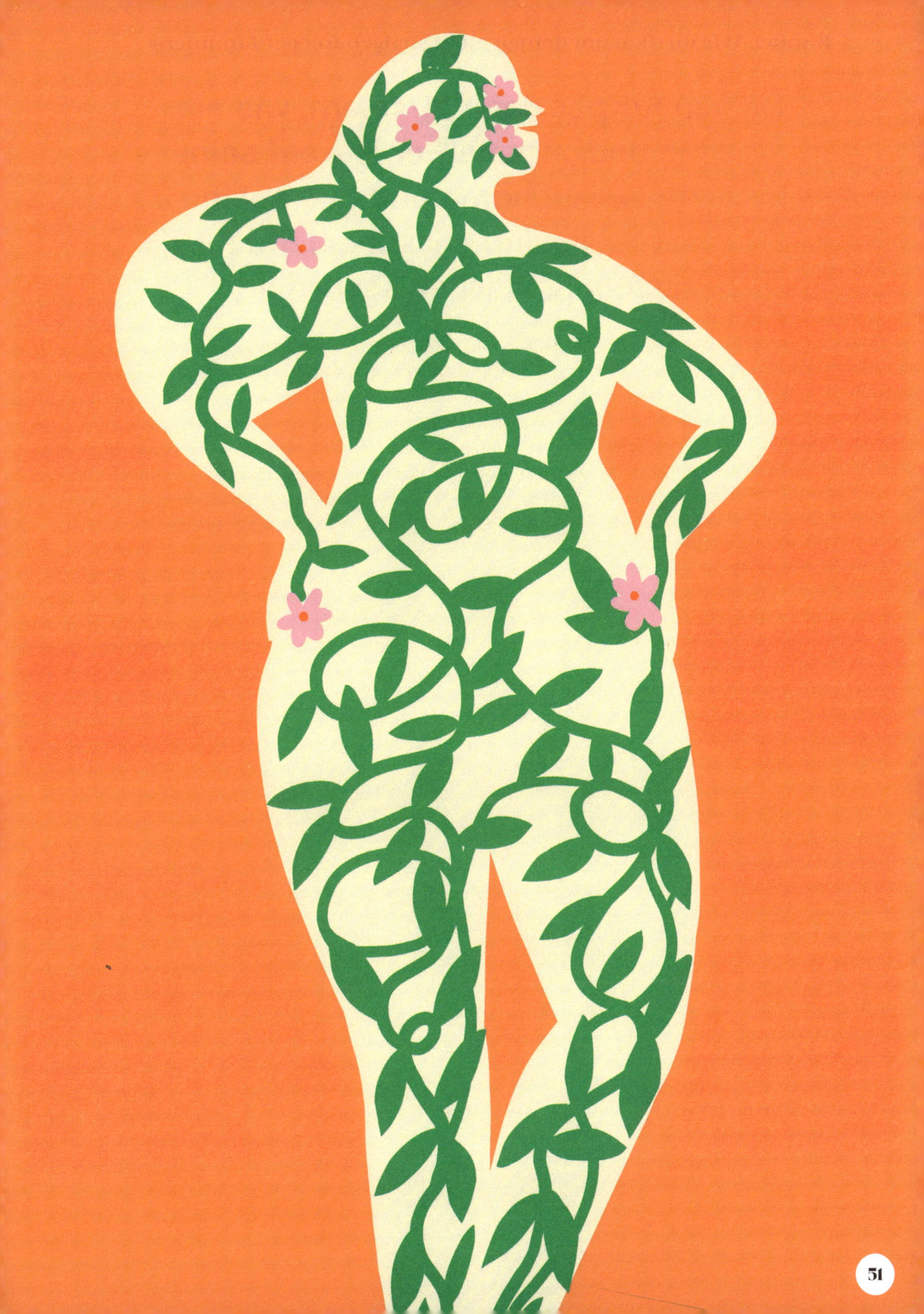

Ist mein Körper normal?

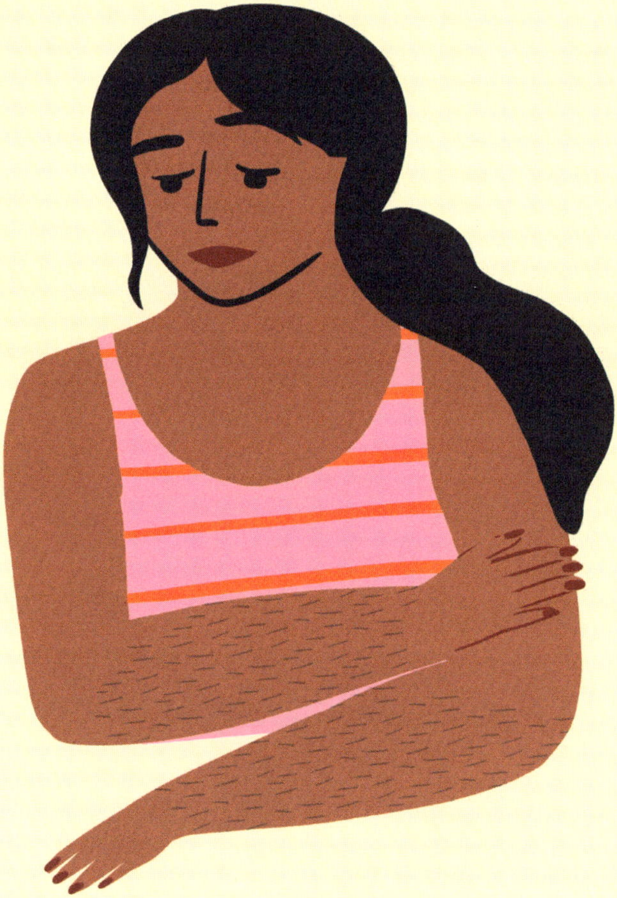

Hast du dich das schon mal gefragt? **Das ist in der Pubertät gar nicht so untypisch, schließlich machen unsere Körper auf dem Weg zum Erwachsensein große Veränderungen durch.** Wusstest du, dass dein Körper zu keinem anderen Zeitpunkt (außer in der Babyphase) so schnell wächst wie in der Pubertät? Ist das nicht beeindruckend? Aber gerade als Teenies machen wir uns besonders viele Gedanken über Körperform, Gewicht, Brüste, Haare, **Genitalien,** Haut, Geruch, Größe, Muskeln und so ziemlich alles andere, was man sich vorstellen kann. Wir vergleichen uns mit den Menschen um uns herum und online. Wenn wir uns von den anderen unterscheiden oder nicht mit den herrschenden Schönheitsidealen übereinstimmen, fragen wir uns, ob wir normal sind.

Da habe ich ganz wunderbare Nachrichten für dich! Dein Körper ist absolut einzigartig. Er unterscheidet sich von allen anderen Körpern auf der Welt, und das ist völlig normal! Manche Menschen sind dick, andere dünn. Manche groß, andere klein. Manche haben hellere Haut, andere dunklere. Manche haben sehr viele Haare am Körper, andere wenige oder gar keine. Manche haben kleine Nippel, andere große. Um es mit den Worten meiner weisen Freundin Sigrún Danielsdóttir, einer Psychologin aus Island, zu sagen:

„Das eine ist nicht besser als das andere. Es ist einfach anders.“[9] Wie Berge und Meer, blau und grün, süß und sauer, heiß und kalt.

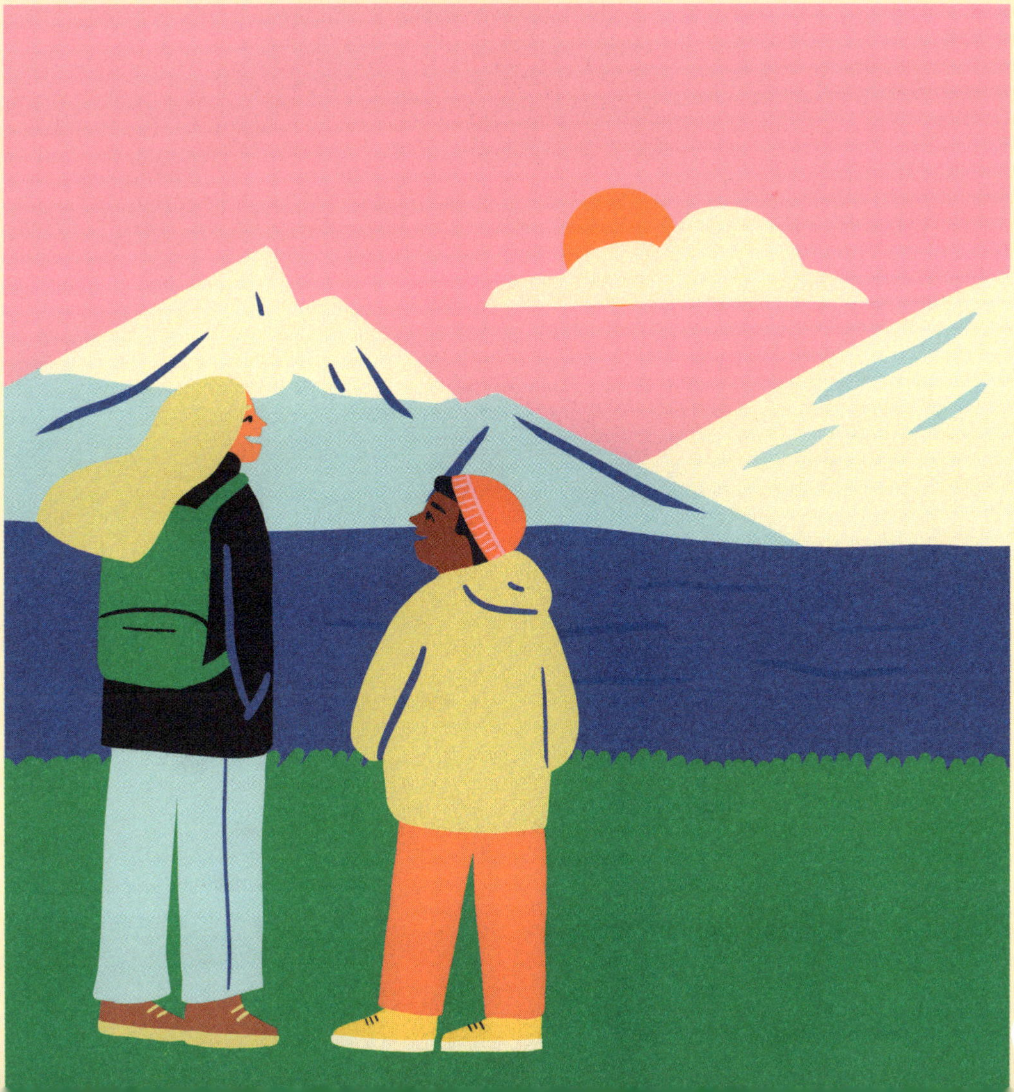

Und was ist mit Dehnungsstreifen, Akne, Körperhaaren, Narben, Muttermalen, Schweiß und Cellulite?

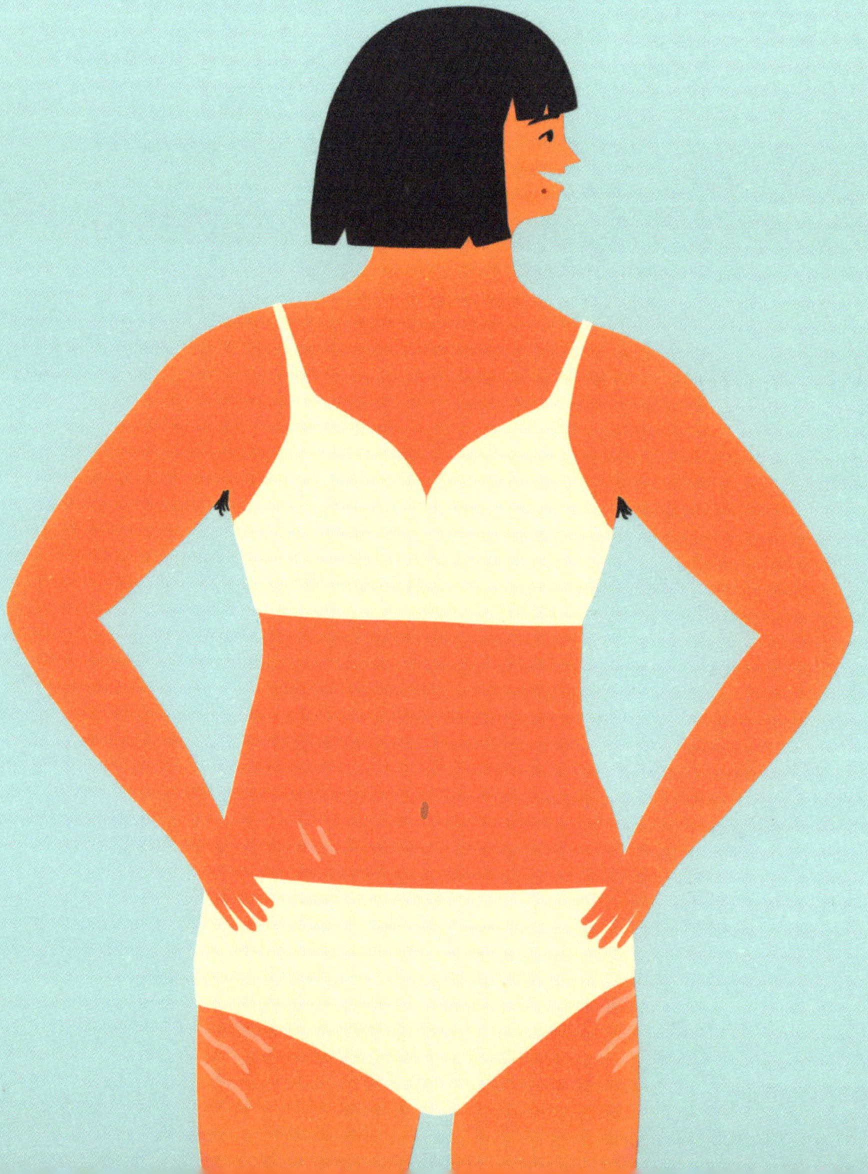

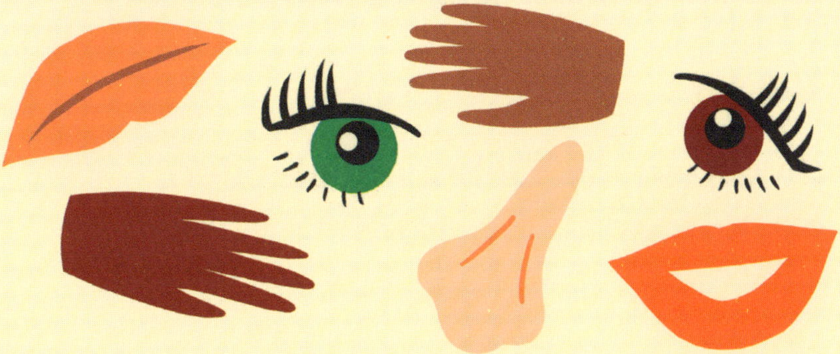

Genau, richtig geraten: Alles total normal! Jede*r von uns kann das alles haben. **Jeder einzelne Teil unseres Körpers übernimmt wichtige Funktionen, die unsere Gesundheit und unser Überleben sichern.** Haare gibt es, um uns bei Kälte zu wärmen oder um zu verhindern, dass Dreck an empfindliche Stellen gerät. Ist das nicht faszinierend?

Stell dir mal vor, wie langweilig die Welt wäre, wenn alle gleich aussähen.

Alle Körper verdienen Fürsorge, Liebe und Respekt, auch deiner. Und vergiss nicht: Wenn du dir ernsthaft Sorgen machst, ob ein bestimmtes Körperteil normal ist oder nicht, besonders wenn es wehtut oder sonstige Beschwerden macht, weil es vielleicht komisch riecht oder etwas austritt, was anders ist, als du es gewohnt bist, dann hole dir ärztliche Hilfe oder wende dich damit an eine erwachsene Person, der du vertraust.

Dabei ist auch völlig egal, wie alt du bist oder welches Geschlecht, welche Hautfarbe, Sexualität oder Nationalität du hast, **wir setzen uns alle aus den gleichen Einzelteilen zusammen.** Bei unseren Gesichtern gibt es beispielsweise immer nur kleine Unterschiede in der Anordnung, aber sie bewirken dennoch unser einzigartiges Aussehen. Und wusstet ihr, dass selbst sogenannte männliche und weibliche Genitalien aus den gleichen Zellen bestehen? Sie sehen nur anders aus, weil sie aufgrund von Genetik, Chromosomen und Hormonen anders angeordnet sind.

So ist es! Ganz egal, wie sie aussehen, auch unsere Genitalien sind herrlich normal. Außerdem solltest du wissen, dass deine Genitalien vermutlich anders aussehen als die in der **Pornografie.** Auch in der Pornografie gibt es Schönheitsideale, doch die dort agierenden Körper bilden nicht die Realität ab. Viele der Darsteller*innen lassen sich operieren und die Haare entfernen, repräsentieren also nicht die wunderbare körperliche Vielfalt.

*** Eine kleine Anmerkung zum Thema Pornografie und Gesetz:** In manchen Ländern ist es illegal, Pornografie anzuschauen oder zu kaufen. In anderen Ländern, so auch in Deutschland, Österreich und der Schweiz, darf man Pornos gucken, aber keinen Personen zeigen, leihen oder verkaufen, die jünger als 18 Jahre alt sind. Such mal im Internet, wie die Gesetzlage in deinem Land ist.

„Gesund“ sieht bei allen anders aus

Eine weitere interessante Tatsache ist, dass unsere Körperform, -größe und unser Stoffwechsel (wie der Körper Nahrung verarbeitet) vererbt wird. Das bedeutet, dass wir zwar durch unsere Ernährung und Sport ein bisschen Einfluss auf diese drei Dinge nehmen können, trotzdem werden sie sich im Laufe unseres Lebens nicht großartig ändern. **Zwei Menschen können das Gleiche essen und sich gleich viel bewegen und dennoch ganz unterschiedlich aussehen.**

Tatsächlich können Diäten oder drastische Veränderungen deines Bewegungs- oder Essverhaltens, um ab- oder zuzunehmen, deiner Gesundheit langfristig mehr schaden als nutzen. **Unsere Körper brauchen nahrhaftes Essen und regelmäßige Bewegung, damit wir wachsen, uns konzentrieren, heilen und alles machen können, was wir wollen.** Dünn oder muskulös zu sein, bedeutet nicht zwangsläufig, auch gesund zu sein, genauso muss ein Mensch, der dick ist oder eine Behinderung hat, nicht automatisch krank sein.

Wenn wir also akzeptieren, dass **keine zwei gesunden Körper genau gleich aussehen,** können wir uns ganz auf unseren eigenen Körper konzentrieren. Sobald wir uns klarmachen, dass Schönheitsideale sowieso unrealistisch und reine Zeitverschwendung sind, begreifen wir, dass der für uns ideale Körper der ist, dessen Bedürfnisse wir erfüllen und den wir respektieren, auch indem wir für unser psychisches und körperliches Gleichgewicht sorgen. Das kann bei jeder Person anders aussehen, wird aber sicher keinem Schönheitsideal entsprechen.

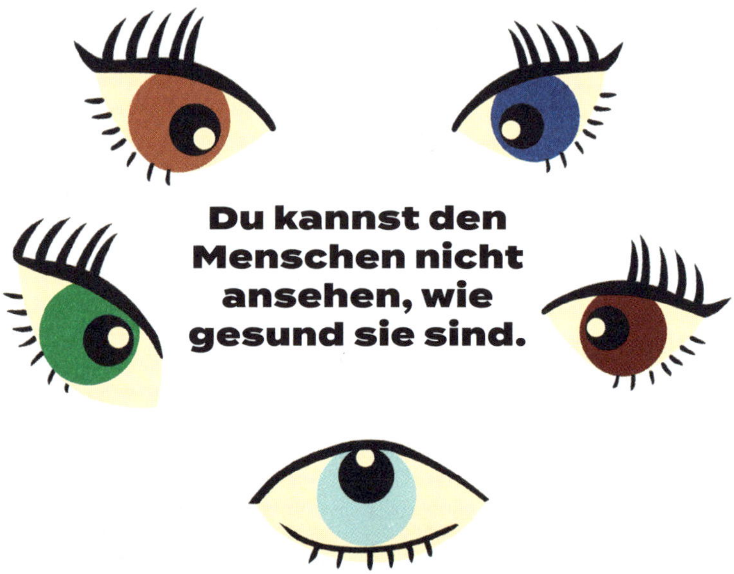

Du kannst den Menschen nicht ansehen, wie gesund sie sind.

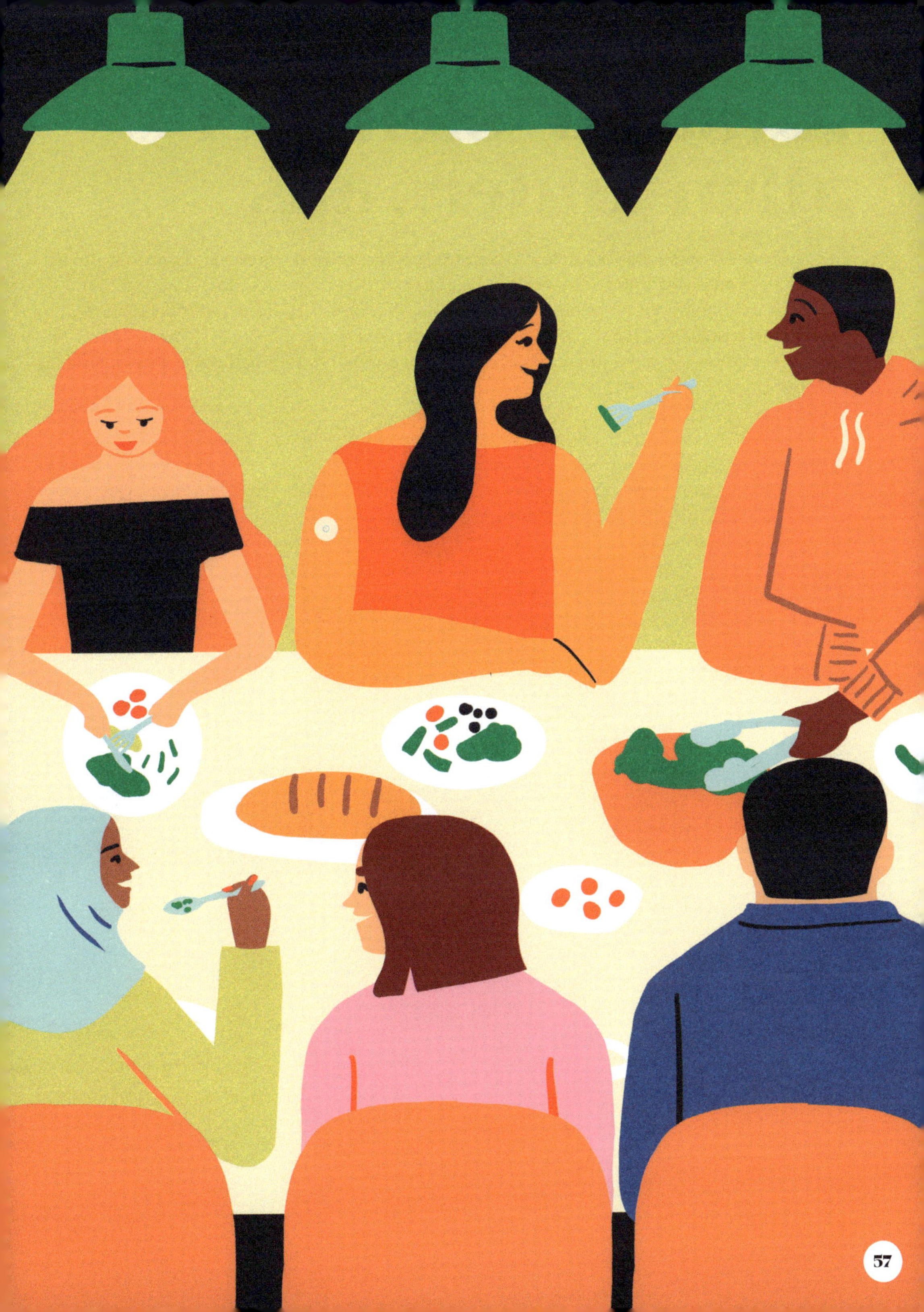

Wie du für deinen Körper sorgst

Du hast deine ganz persönliche Idealfigur gefunden, wenn du dich stark und flexibel fühlst und genug Energie hast, um all das unternehmen zu können, was du willst.
Diesen Punkt erreichst du, wenn du dich regelmäßig bewegst, dich ausgewogen ernährst, genug schläfst, dir die Zähne putzt, geschützten **Sex** hast und die üblichen ärztlichen Untersuchungen abhakst. Wenn du das Gefühl hast, dich den Herausforderungen des Alltags stellen zu können, und es dir alles in allem gut geht (aber vergiss nicht, es ist total normal, auch mal Tage zu haben, die einfach nur *meh* sind). Oder wenn du Klamotten trägst und eine Frisur hast, die im Einklang mit dir und deiner **Identität** sind. Dabei stellen unsere körperliche und geistige Gesundheit so unterschiedliche Anforderungen an uns, dass dies ganz automatisch unser einzigartiges Aussehen formt.

Außerdem sind unsere Körper äußerst intelligent. Unsere Körper sagen uns, was sie brauchen, um gesund zu sein. Wichtig ist, aufmerksam zu bleiben und die Signale wahrzunehmen. **Nimm dir einen Moment Zeit und spüre in dich hinein.** Wie fühlst du dich? Müde, hungrig, durstig, angespannt, nervös, ruhig, entspannt oder tut dir etwas weh? All dies sind Hinweise unseres Körpers. Sind wir hungrig, sagt uns der Körper, dass wir essen sollten. Tut er weh oder fühlt er sich verspannt an, teilt er dir mit, dass du dich vielleicht mal dehnen solltest. **Es ist wichtig, auf das zu achten, was dein Körper dir sagt,** und auf seine Bedürfnisse einzugehen, statt ihn zu ignorieren oder darauf zu hören, was andere dir sagen.

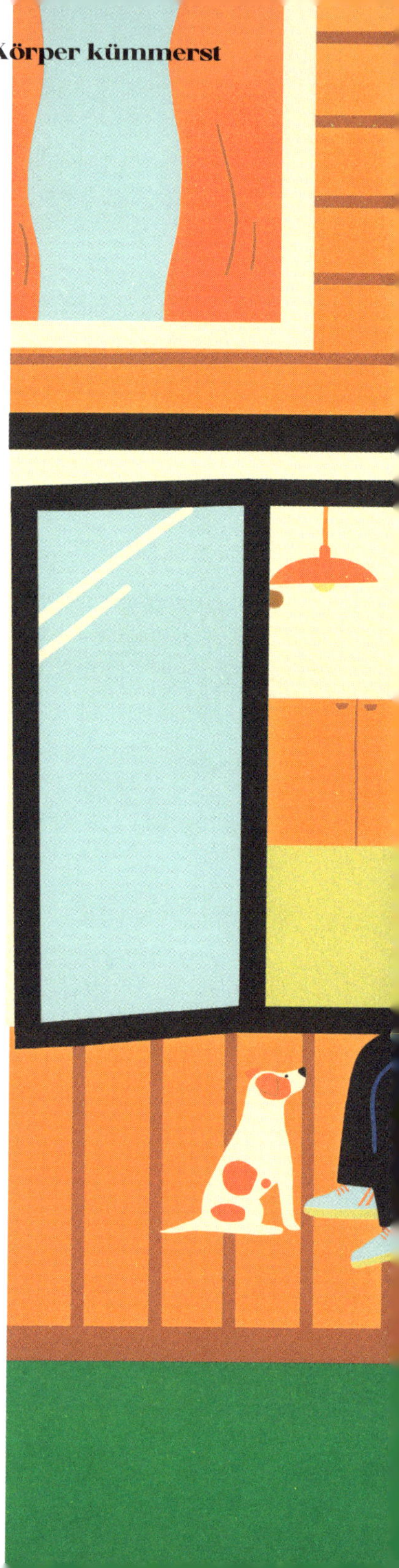

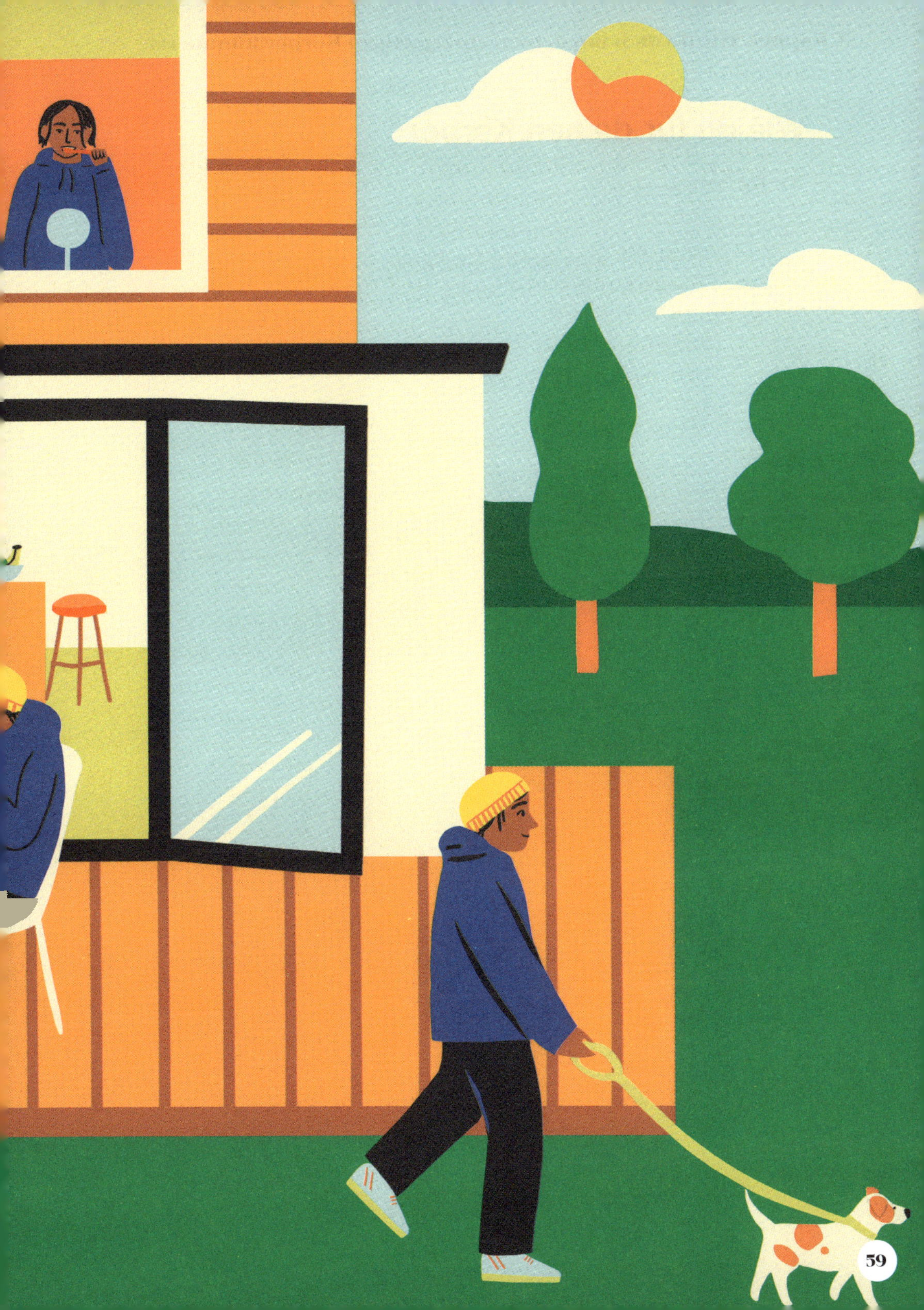

Wie du deinen Körper bewegst und bestens versorgst

Es ist wichtig, sich möglichst ausgewogen zu ernähren, damit der Körper alles bekommt, was er zum Wachsen und Heilen braucht (wenn du dich zum Beispiel verletzt oder erkältet hast), und damit du die nötige Energie hast, um all das zu tun, was du tun willst. Wenn wir Mahlzeiten in allen möglichen Farben, mit verschieden Gerüchen, Geschmäckern und Konsistenzen zu uns nehmen, versorgen wir unseren Körper mit allen Nährstoffen, die er braucht. **Dabei darfst du aber eins nicht vergessen: Manchmal ist es genauso wichtig, einfach das zu essen, wonach dir ist, weil es gut schmeckt!** Dabei musst du nur auf die Signale deines Körpers hören, weil er dir genau sagt, was und wie viel er braucht, damit du dich satt, stark und gesund fühlst – ist das nicht wunderbar?

Außerdem lieben unsere Körper Bewegung. In meiner Kindheit habe ich Korbball gespielt und getanzt. Als Teenie fand ich mich jedoch nicht mehr „sportlich“ genug dafür. Ich sah nicht aus wie die Athletinnen im Fernsehen oder die anderen Spielerinnen in der Schule, die richtig gut waren. Mir wurde gesagt, dass Sport ein gutes Mittel sei, um Gewicht zu verlieren, und dass ich versuchen solle, die Beste zu sein. Aus diesem Grund habe ich nicht nur mit dem Sport aufgehört, sondern auch damit, mich überhaupt regelmäßig zu bewegen. **Das ist gar nicht so unüblich.** Mangelnde Body-Confidence und Druck

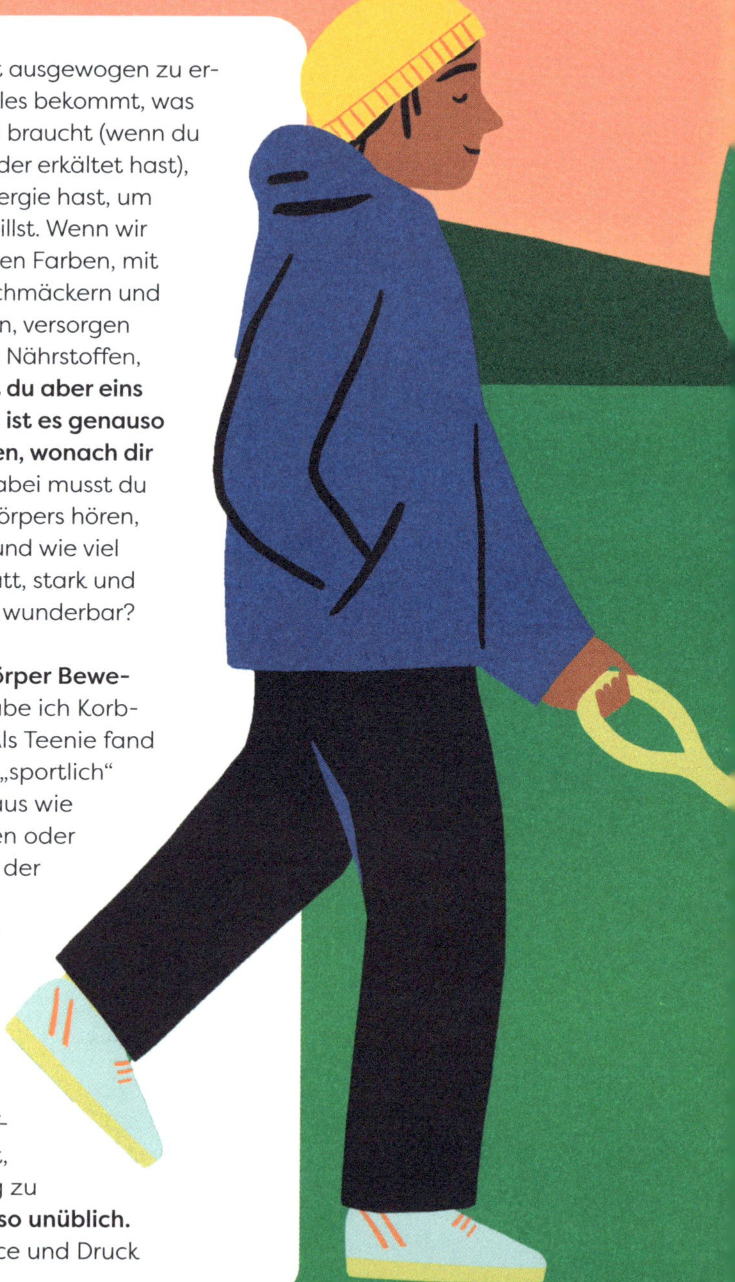

von außen sind die Hauptgründe dafür, dass Jugendliche sich aus dem Sport zurückziehen. Das stimmt mich wirklich traurig, weil ich mittlerweile weiß, dass das, was mir da erzählt wurde, gar nicht zutrifft! Was ich doch an positiven Erlebnissen verpasst habe, weil ich in dem Alter den Sport aufgegeben habe.

Selbst wenn wir uns bewegen, werden unsere Körper sehr unterschiedlich aussehen. Schau dich einfach mal im Schwimmbad um! Außerdem müssen wir gar nicht die Besten sein, wir müssen nicht mal Sport mögen, um uns zu bewegen. Wer sich regelmäßig bewegt, ist ein*e Athlet*in – die Definition passt doch auch auf dich und mich! Und zur Bewegung lässt sich alles zählen, von Yoga bis Fußball oder Joggen. Auch wildes Tanzen mit deinen Freund*innen, ein Spaziergang mit deinem Hund, Gewichte heben, Gartenarbeit oder dich beim Fernsehen zu dehnen gehören dazu. Bewegung sollte etwas Schönes sein, durch das wir uns mit unserem Körper verbunden fühlen und entspannen können.

Beobachte mal, welche Art der Bewegung dir am meisten Spaß macht, und dann versuche, das so oft wie möglich zu machen. Ich habe herausgefunden, dass ich liebend gern Gewichte hebe und Dehnübungen mache, weil ich mich dadurch richtig stark fühle. Mache ich das regelmäßig und zusätzlich fast jeden Tag einen kleinen Spaziergang, fühle ich mich wohl in meinem Körper, stark und beweglich, und ich habe keine Schmerzen oder Wehwehchen. Ich kann mich auch viel besser konzentrieren und habe genug Energie für die Arbeit, meine Familie, für Freundschaften und alles andere, worauf ich Lust habe. Insgesamt bin ich viel glücklicher und ausgeglichener, wenn ich mich bewege. **Welche Form der Bewegung macht dich und deinen Körper glücklich?**

Mach eine Liste und versuch mal, so viel wie möglich davon in den nächsten beiden Wochen umzusetzen. Achte darauf, wie sich dein Körper und Geist danach fühlen.

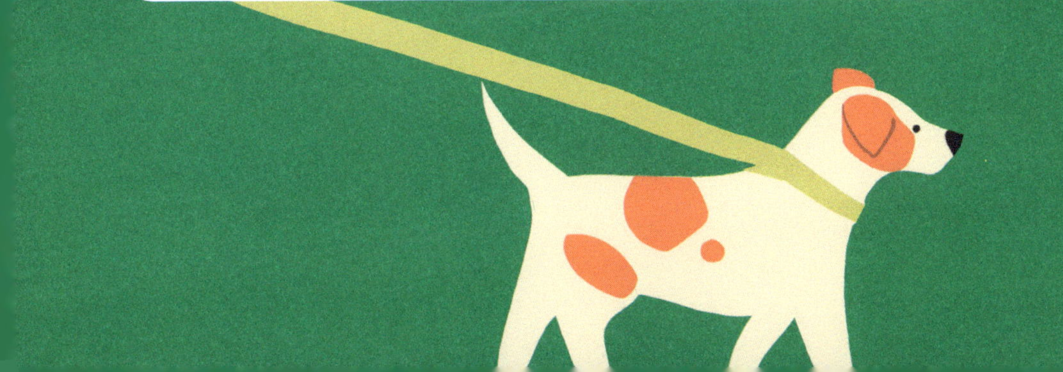

Tipps und Anregungen: Wie du dich um deinen Körper kümmerst

Informiere dich über die Pubertät

- Je mehr du über die Veränderungen weißt, die dein Körper während der Pubertät durchläuft, desto entspannter und selbstbewusster wirst du sein. Du wirst größer werden, dir werden an Stellen Haare wachsen, an denen du bisher keine hattest, Muskel- und Fettmasse werden sich anders verteilen, du wirst Pickel bekommen, und deine Brustwarzen werden empfindlicher sein. Wenn dir bei der Geburt das weibliche Geschlecht zugewiesen wurde, wirst du deine Periode bekommen. Unter den weiterführenden Empfehlungen auf den Seiten 150 bis 153 findest du eine Übersicht mit Internetseiten, Büchern und Podcasts, die dir viele Informationen über die erwartbaren Veränderungen liefern.
- Mach dir bewusst, dass der Zeitpunkt, wann diese Veränderungen einsetzen, und wie schnell sie sich vollziehen, absolut individuell ist, aber alle Menschen in deinem Umfeld haben sie durchgemacht oder werden das noch.

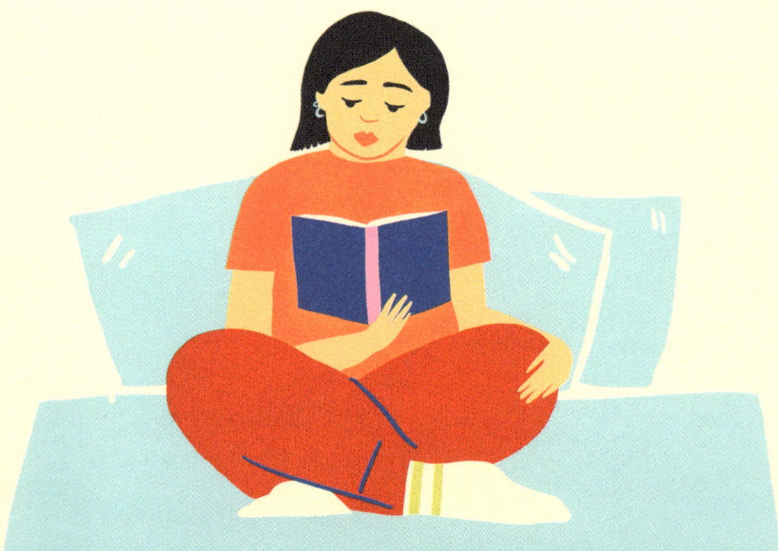

Würdige die Vielfalt

- Weil wir selten die Genitalien anderer Menschen zu Gesicht bekommen, ist es schwer, ein Gefühl dafür zu entwickeln, was „normal“ ist. Unter den weiterführenden Empfehlungen auf den Seiten 150 bis 153 habe ich ein paar Internetseiten aufgelistet, auf denen du Bildergalerien mit vielen unterschiedlichen Brüsten, **Vulven** und **Penissen** finden kannst. Diese Seiten sind zur Aufklärung gedacht und sollen Menschen wie dir die verblüffende und wundervolle Bandbreite zeigen, in der sich Genitalien präsentieren können. **Ich rate davon ab, einfach so nach Bildergalerien dieser Art zu suchen, denn nicht alle Inhalte, die man unter diesen Stichworten im Internet findet, sind ungefährlich und bodypositiv.** Wenn du neugierig bist und dir diese Internetseiten ansehen möchtest, sprich mit einer erwachsenen Person, der du vertraust, und schau, welche Vielfalt sich dort bietet. Achte vielleicht besonders auf die Unterschiede in Größe, Farbe, Form und Behaarung. Versuch, ganz offen und interessiert zu sein.

Vergiss nicht, wie bei allen Tipps in diesem Buch: Dies ist nur eine Anregung, ob du das tust oder nicht, ist absolut freiwillig. Mach bitte nur, was sich für dich gut anfühlt und womit du dich wohlfühlst. Und wenn du online etwas entdeckst, das du unangemessen findest oder das dir unheimlich ist, wende dich bitte an eine erwachsene Person, der du vertraust, damit ihr die Seite melden oder einen Weg finden könnt, sie für dein Handy oder Tablet zu sperren.*

***Anmerkung für Erwachsene:** Im Anhang finden Sie ein paar Hinweise zur Internetsicherheit und wie Sie Ihre Kinder unterstützen können.

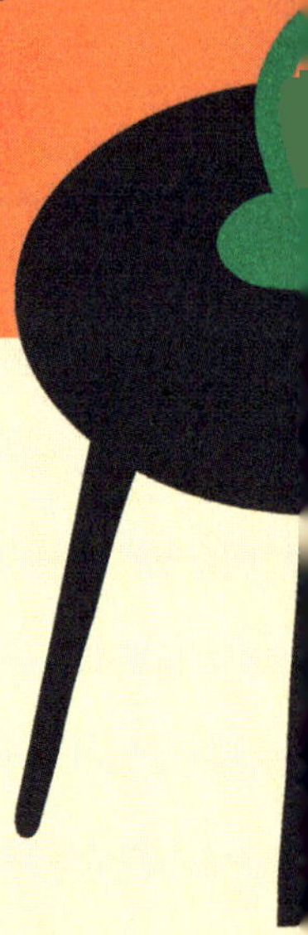

Verbessere dein Körpergefühl mithilfe von Achtsamkeitsübungen

- Probier eine Woche lang die **STOP**-Übung mehrmals am Tag

Stop – Halte einen Moment lang inne.

Take a breath – Hole ein paarmal tief Luft, konzentriere dich allein aufs Atmen. Das hilft, ganz im Hier und Jetzt anzukommen

Observe – Beobachte, was in deinem Kopf und Körper vor sich geht, ohne etwas ändern zu wollen. Frag dich: Was denke ich? Was fühle ich? Was kann ich spüren? Was tue ich gerade?

Proceed – Nimm dieses achtsame Gefühl mit in deinen Tag.

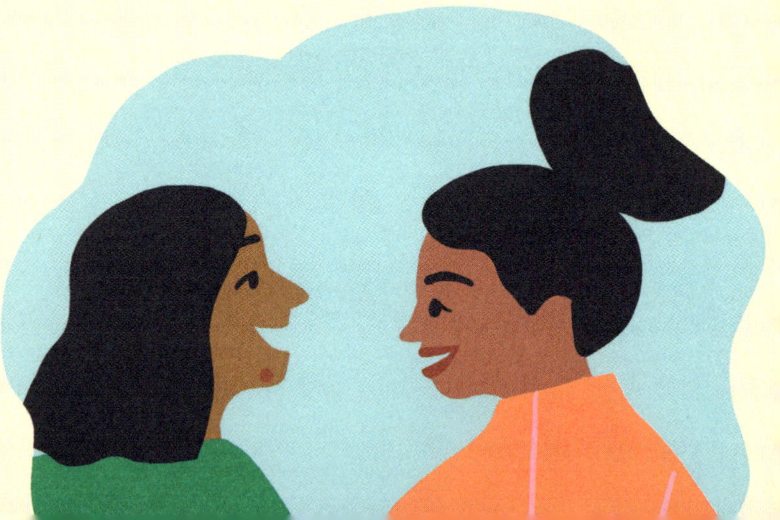

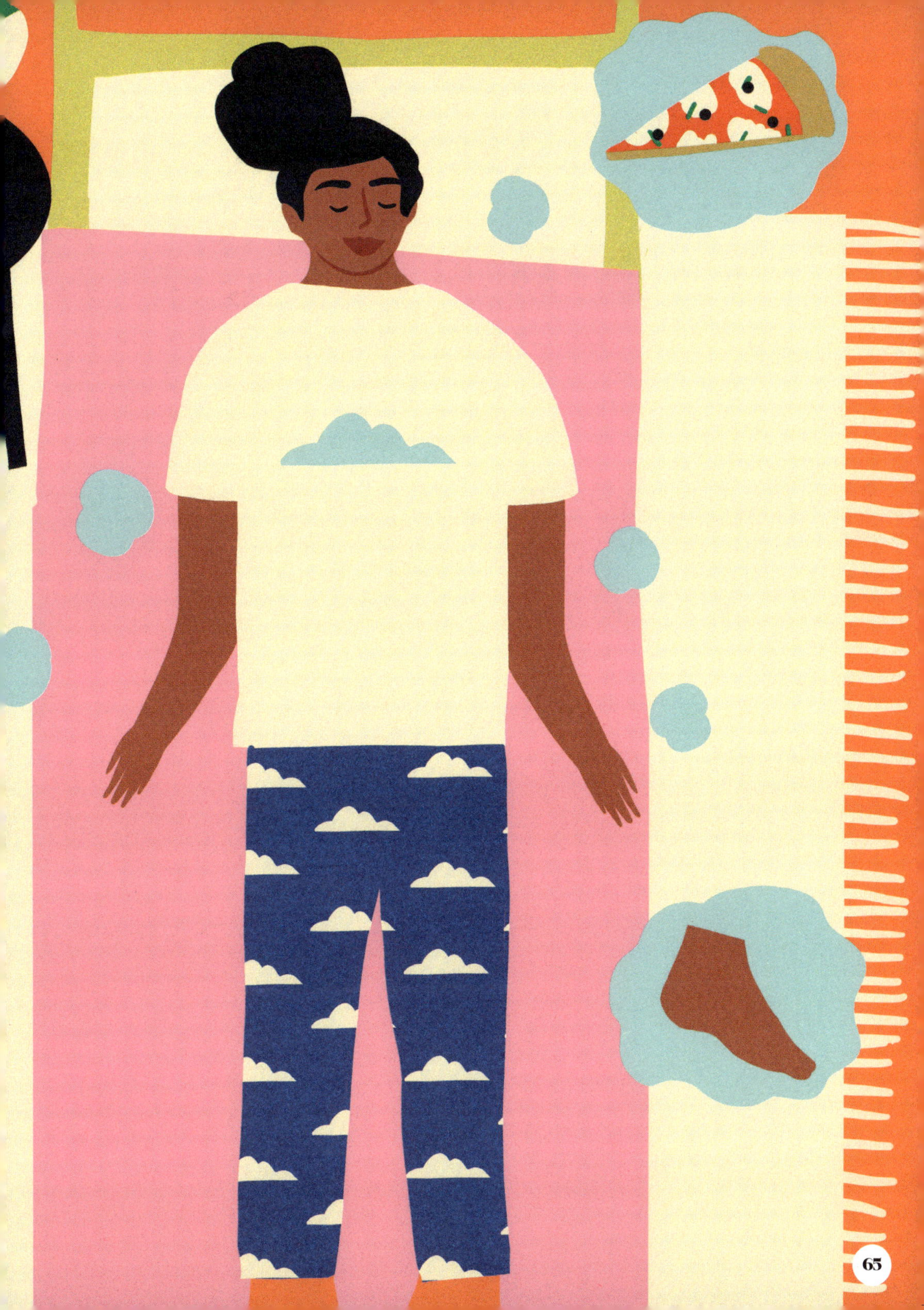

4. Kapitel:

Körper vergleichen

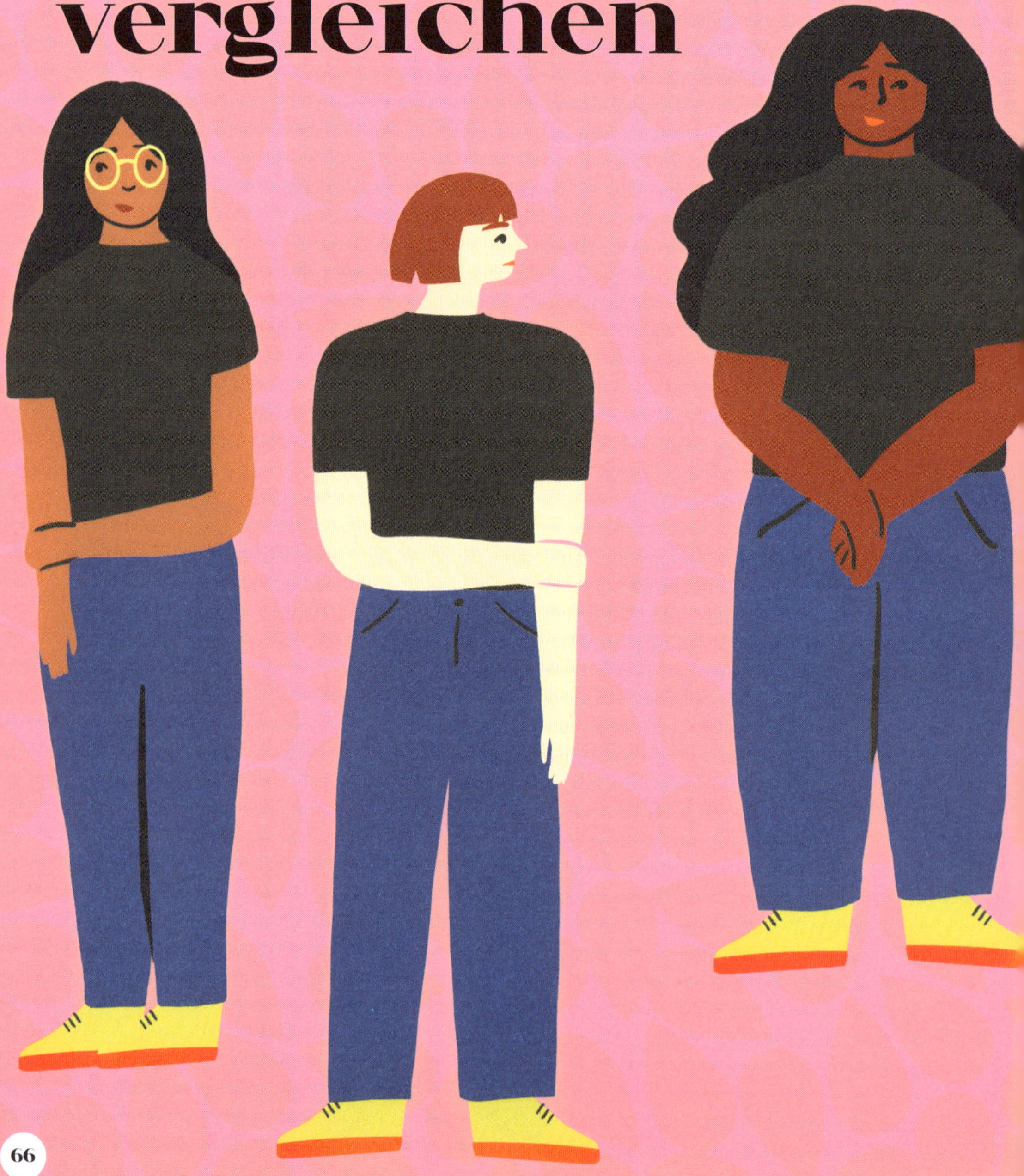

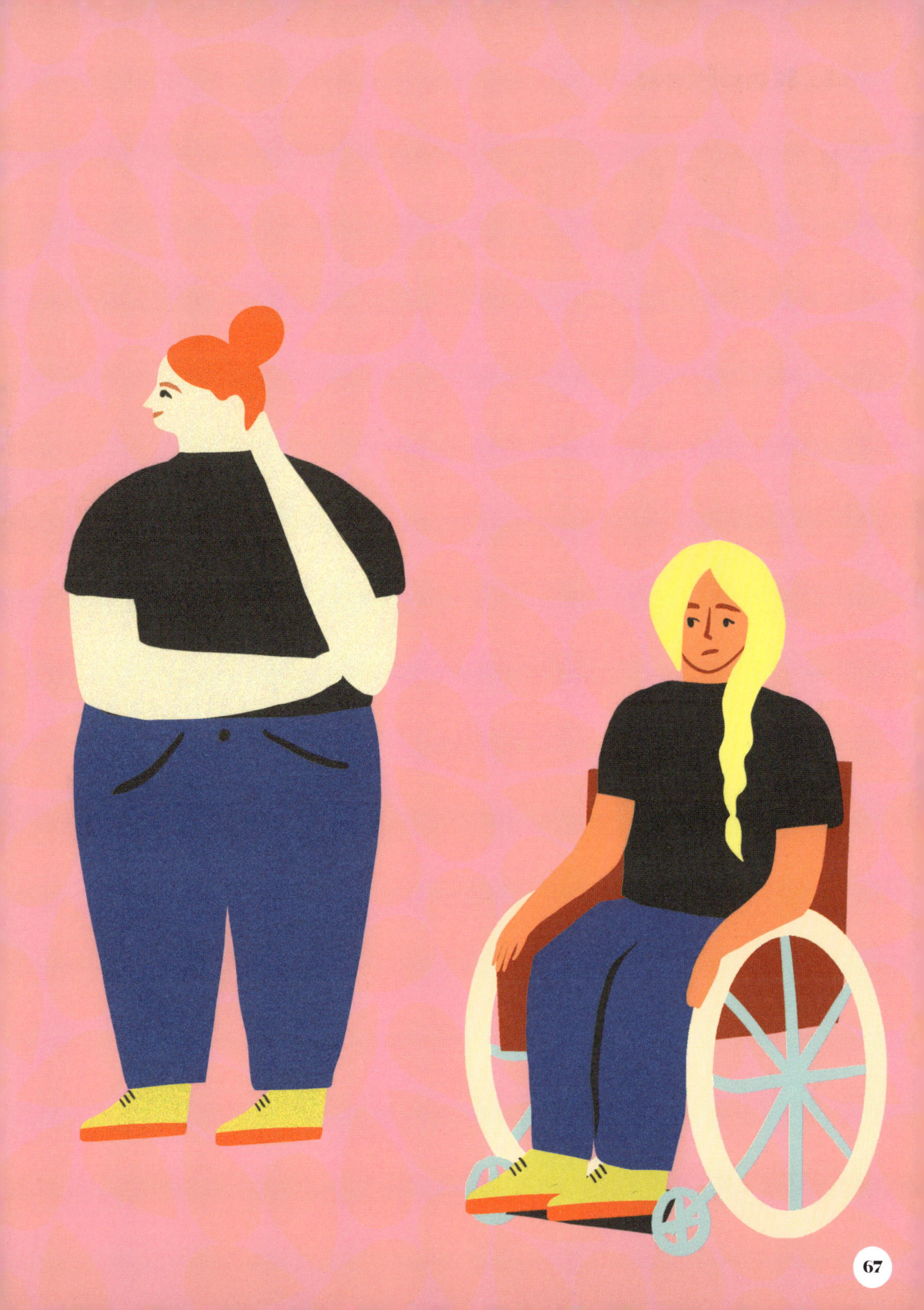

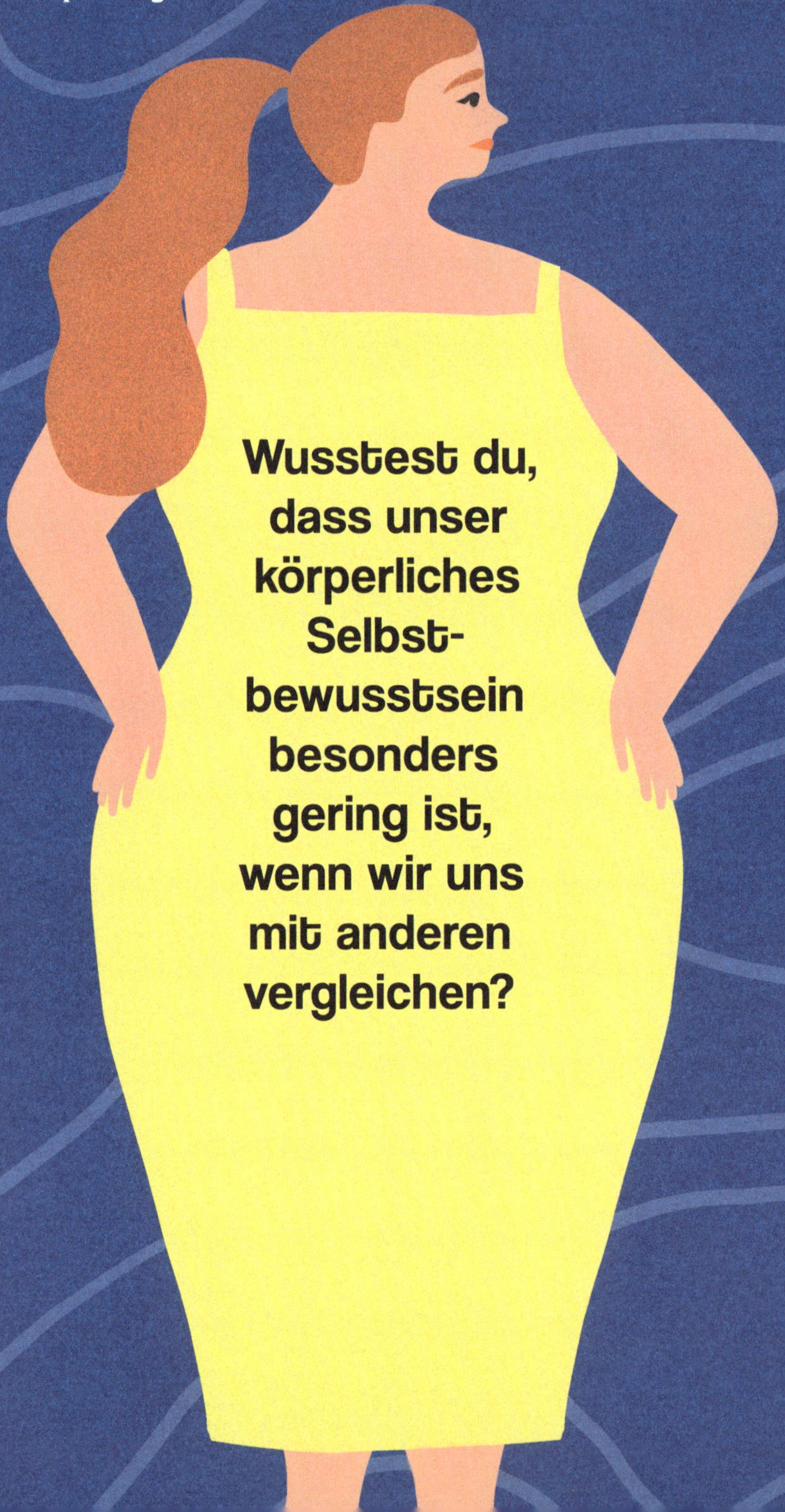

Wusstest du, dass unser körperliches Selbstbewusstsein besonders gering ist, wenn wir uns mit anderen vergleichen?

Es ist gar nicht ungewöhnlich, sich mit anderen zu vergleichen. Das tun wir fast alle, oft, ohne es zu merken, und besonders dann, wenn wir uns nicht gut fühlen oder viel Zeit in den sozialen Medien zubringen. Doch je mehr wir das tun, desto schlechter fühlen wir uns.

Aber ich habe eine gute Nachricht: Wir können uns das Vergleichen abgewöhnen, und dadurch ein

freieres und selbstbestimmtes Leben führen.

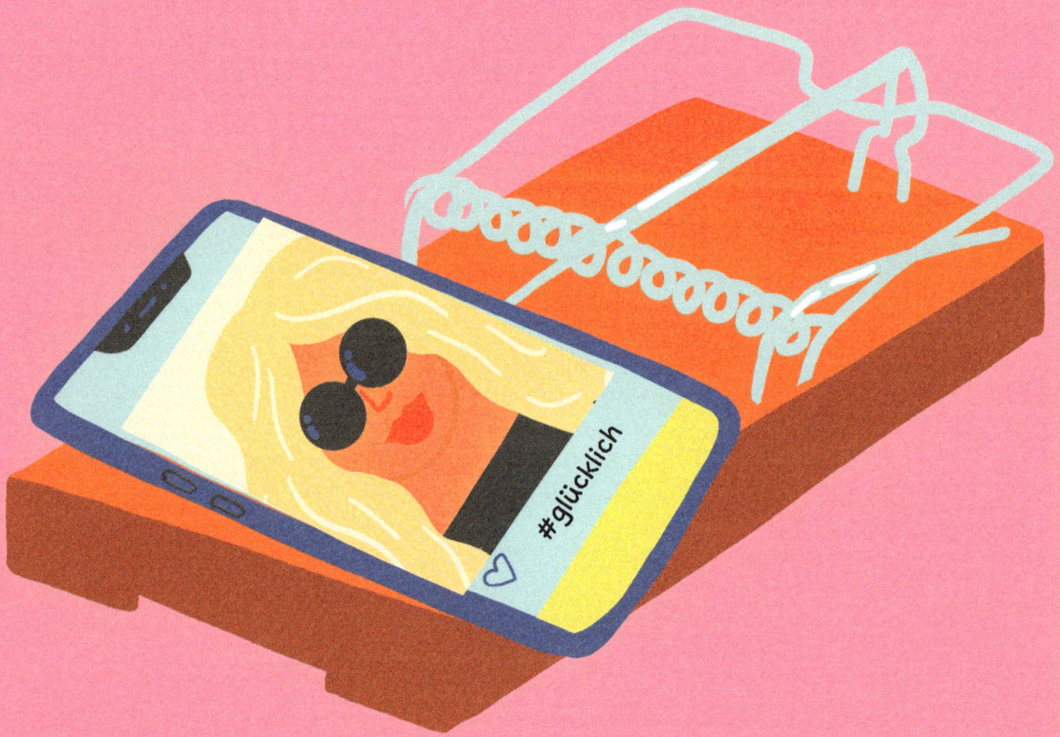
#glücklich

Die Vergleichsfalle

Okay, machen wir zuerst einen kurzen Abstecher in die Psychologie!

Uns Menschen ist angeboren, uns selbst zu beurteilen. Zum Beispiel denken wir darüber nach, wie gut wir in der Schule sind, wie beliebt wir sind oder wie viel Geld wir haben. Solche Gedanken können uns motivieren, uns unseren Zielen näher bringen, sie können aber genauso Selbstzweifel schüren und uns hemmen.

Dies ist einem Psychologen namens Professor Leon Festinger in den 1950er-Jahren aufgefallen. Er beschrieb, dass der Vergleich mit anderen eine sehr verbreitete, aber nicht unproblematische Art ist, unseren Erfolg zu messen. Man spricht von **sozialem Vergleich.** Wenn wir zum Beispiel wissen wollen, wie schnell wir laufen, vergleichen wir uns mit anderen. Wenn wir das tun und meinen, wir sind besser als andere, sind wir tendenziell zufrieden. Halten wir uns aber für schlechter, werden wir schnell unglücklich.

Das liegt daran, dass unser Verstand so gepolt ist, dass wir uns mit Menschen vergleichen, die wir für die besten auf diesem Gebiet halten (wer läuft, vergleicht sich zum Beispiel mit den schnellsten aus der Jahrgangsstufe). Am häufigsten vergleichen wir uns aber auf Gebieten, bei denen es uns an Selbstbewusstsein mangelt.

Sagen wir, du machst dir Gedanken, ob mit deiner Nase alles in Ordnung ist, und plötzlich achtest du viel mehr auf die Nasen in deinem Umfeld und vergleichst sie mit deiner. Sobald wir den Eindruck haben, wir könnten nicht mithalten, fühlen wir uns schlecht. Aber **je schlechter wir uns fühlen, desto mehr neigen wir dazu, uns zu vergleichen.** So sind wir ganz schnell in einem Kreislauf gefangen.

In den mehr als sechzig Jahren, seit Professor Festinger seine Theorie des sozialen Vergleichs vorstellte, sind Dutzende neuer Studien durchgeführt worden. Sie alle bestätigen, dass man sich bei regelmäßigen Vergleichen mit anderen immer schlechter fühlt.[10]

Das Problem beim sozialen Vergleich ist, dass unser Verstand von vornherein gegen uns agiert!

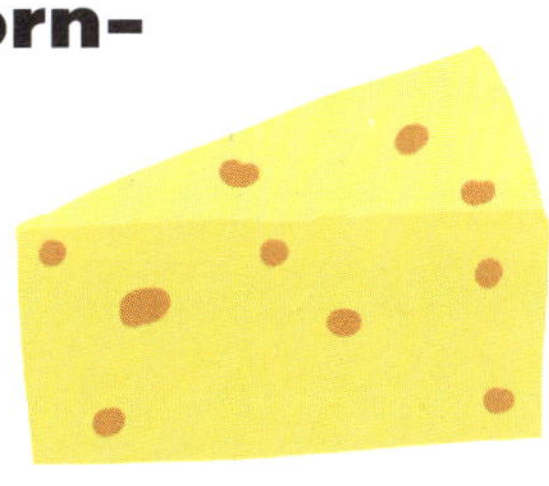

Deshalb sage ich immer zu meinen Freund*innen, dass das Vergleichen unser Feind ist – es beraubt uns des inneren Friedens, der Freude und des Selbstbewusstseins, die wir haben könnten, wenn wir uns so annehmen, wie wir sind.

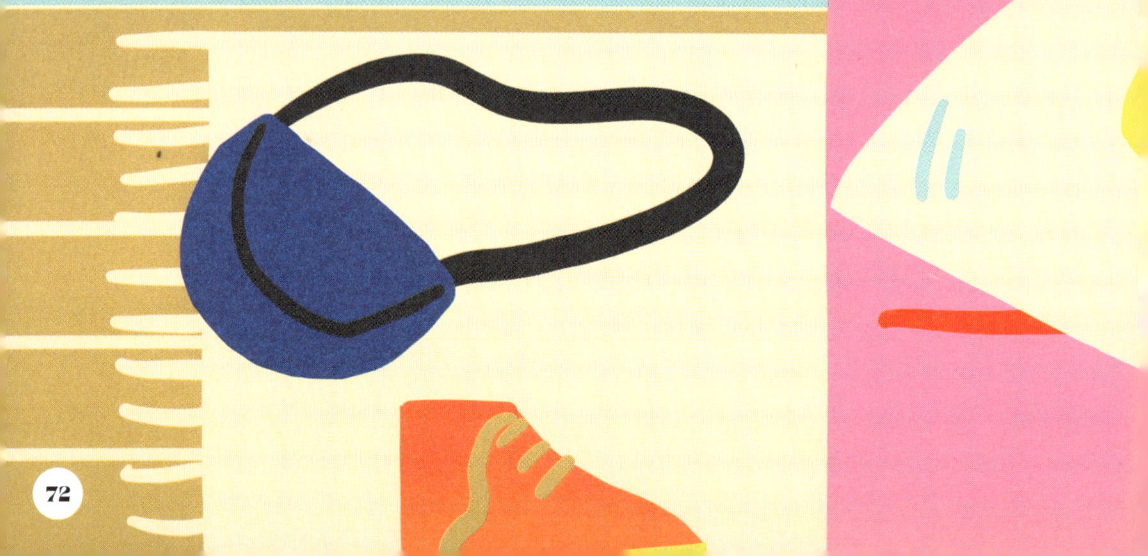

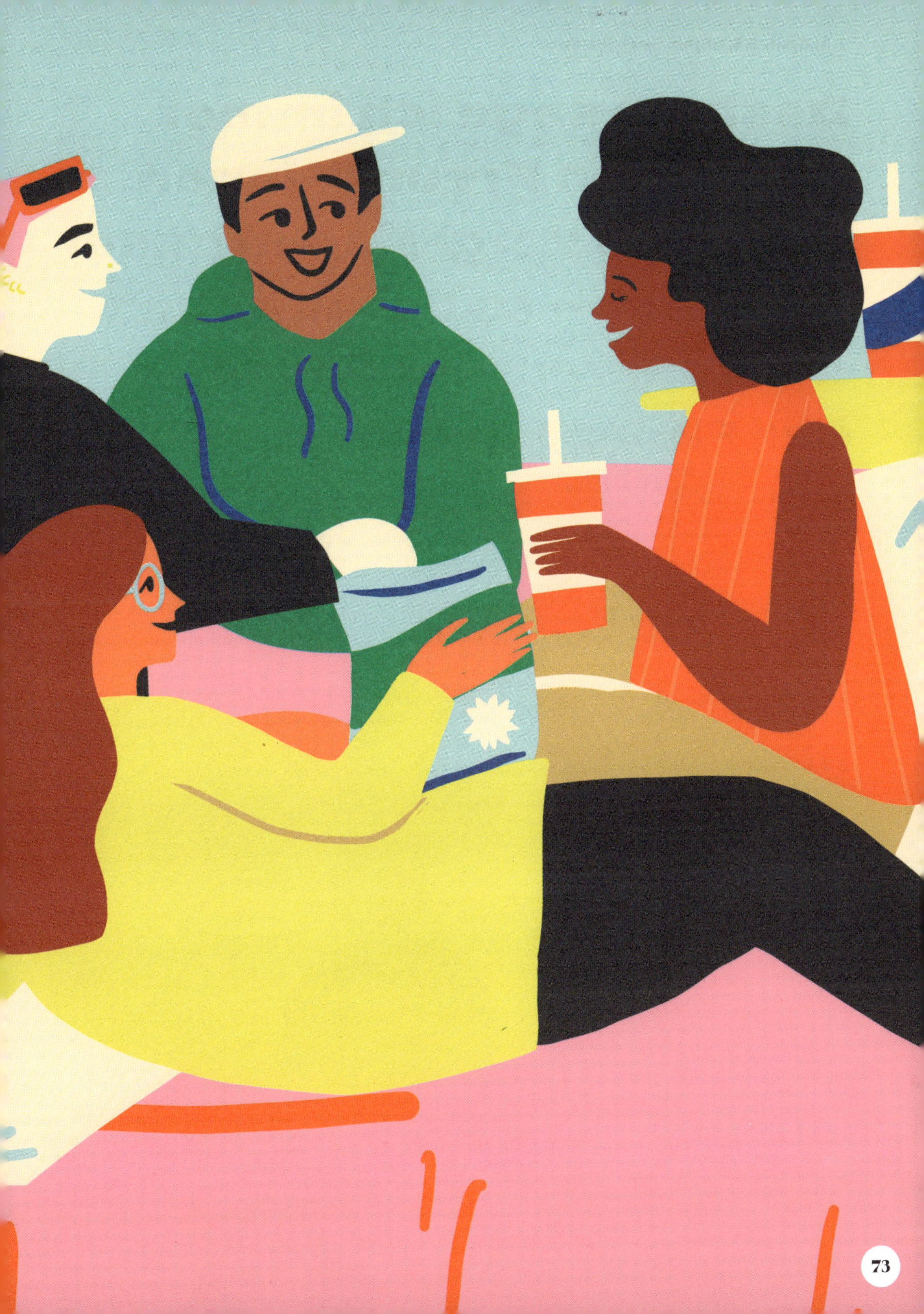

Körperliches Selbstbewusstsein und Vergleiche

Wie hängt das mit Body-Confidence zusammen?

Stars, Models und Influencer*innen gelten ja gern als das Maß aller Dinge, wenn es um Attraktivität, Schönheit und Erfolg geht, weil sie meist den gerade vorherrschenden Schönheitsidealen am nächsten kommen. Deshalb vergleichen sich viele mit ihnen, um herauszufinden, wie schön und attraktiv sie selbst sind. **Dabei können wir bei diesen Vergleichen nur verlieren,** weil die Inhalte, die uns in den sozialen Medien gezeigt werden, nicht nur wenig divers sind, sondern oft auch noch digital nachbearbeitet. Wenn wir also die Teile unseres Körpers, mit denen wir unzufrieden sind, mit unrealistischen Idealen vergleichen, werden wir immer schlechter abschneiden, was sich wiederum negativ auf unser Selbstbewusstsein auswirkt!

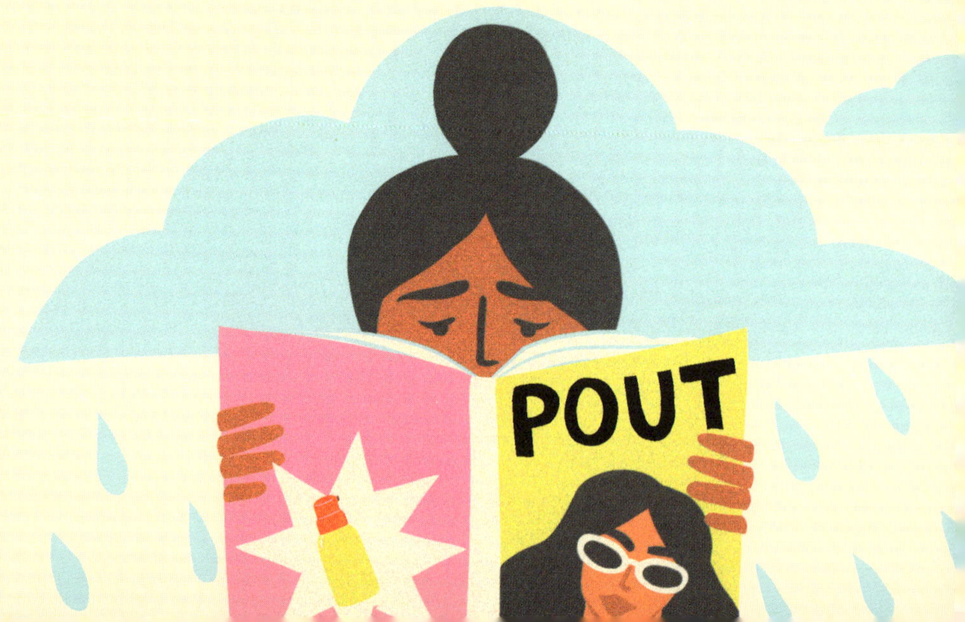

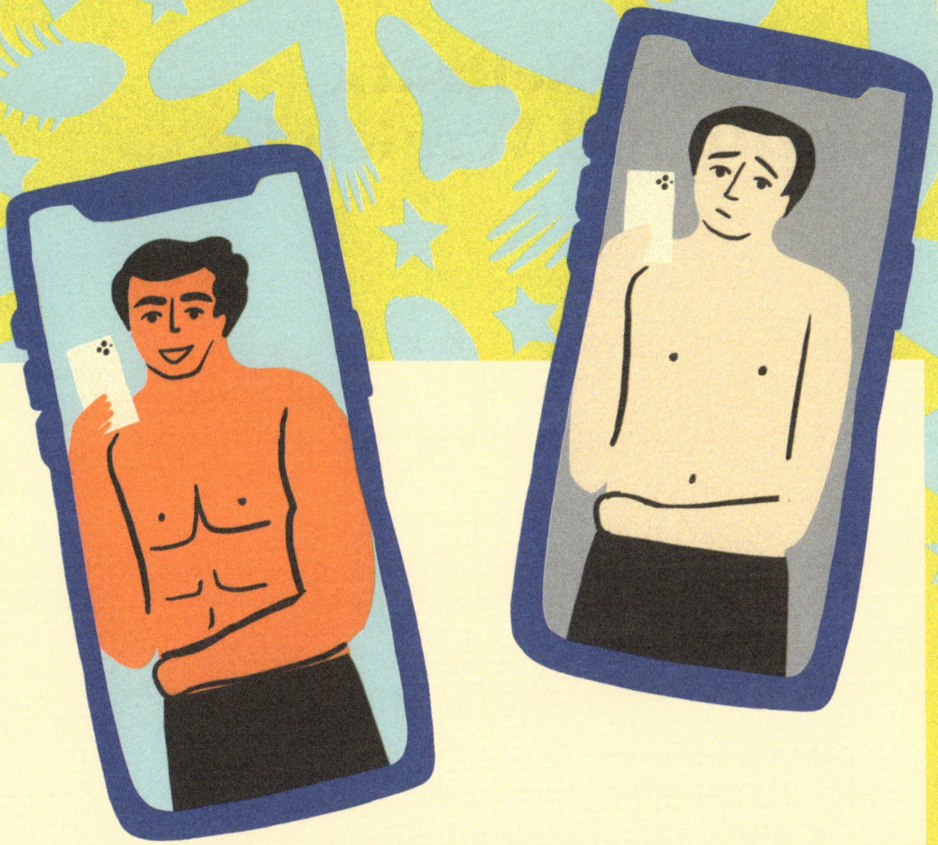

Besonders die sozialen Medien verleiten uns dazu, Vergleiche anzustellen, wenn wir nicht aufpassen. **Dabei bilden viele dieser Fotos nicht die Realität ab,** da Bildbearbeitungsprogramme, Filter und künstliche Intelligenz (KI) mittlerweile weitverbreitet sind. Die meisten Menschen – so auch Influencer*innen, Stars und andere Gleichaltrige – teilen nur die „besten“ oder „attraktivsten“ Aufnahmen von sich und aus ihrem Leben. Somit bekommen wir nur die Höhepunkte zu sehen, denn die Fotos, die uns in den sozialen Medien begegnen, wurden sorgfältig ausgewählt, bearbeitet und mit Filtern versehen. Wir tun uns also keinen Gefallen, wenn wir uns damit vergleichen, weil wir uns danach nur schlecht fühlen.

Nehmen wir einfach mal meine*n Freund*in Jude aus London, dey Mode mag. Anfangs liebte Jude es, sich in den sozialen Medien zu neuen Outfits inspirieren zu lassen. Nach einer Weile fiel es Jude aber immer schwerer, sich nicht mit dem zu vergleichen, was die Stars und Mode-Influencer*innen, denen Jude folgte, trugen und wie sie aussahen (die meisten bekamen ihre Kleidung kostenlos zugeschickt, um sie zu bewerben). **Je mehr Jude sich mit ihnen verglich, desto deprimierter fühlte dey sich,** weil dey mit den teuren Marken und „perfekt" aussehenden Leuten nicht mithalten konnte. Jude identifiziert sich als **genderfluid** und erlebte daher den in allen Medien präsenten Druck, sich genderkonform zu kleiden, in der eigenen Jugend besonders stark. Mode war immer Judes großes Hobby gewesen und hatte dey großen Spaß gemacht, weil dey viel Kreativität ausleben konnte, verlor aber ihren Reiz, als Jude in die Vergleichsfalle geriet. Jude hörte auf zu experimentieren und trug nur noch dieselben weiten Sachen, die deren Körperform verbargen und ein Verschwinden in der Masse ermöglichten. Dey war zutiefst verunsichert und hörte auf, sich so zu zeigen, wie dey wirklich war.

Die gute Nachricht ist: So muss es nicht sein. Wir müssen uns nicht auf dieses Spielchen einlassen. Mit ein bisschen Übung können wir der Vergleichsfalle entkommen, Schönheitsideale entlarven und es genießen, einfach wir selbst zu sein.

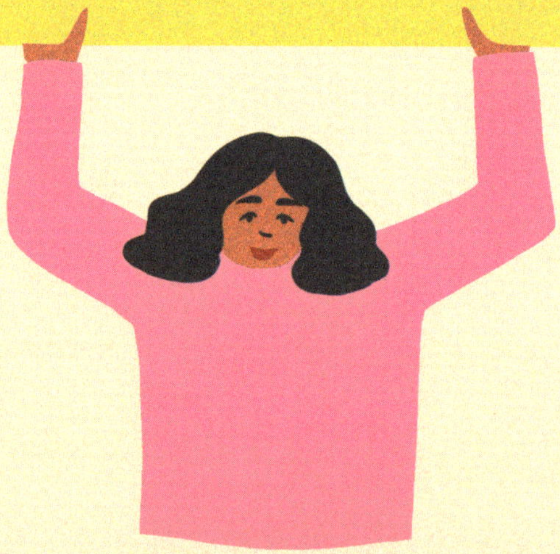

Deshalb bin ich auch froh, euch berichten zu können, dass Jude vorsichtiger geworden ist und darauf achtet, welchen Profilen dey folgt. Außerdem umgibt dey sich mit Menschen, die dey mögen und akzeptieren. Mittlerweile experimentiert Jude wieder mit neuen Looks und Klamotten, weil dey sich wieder wohl in deren Haut fühlt.

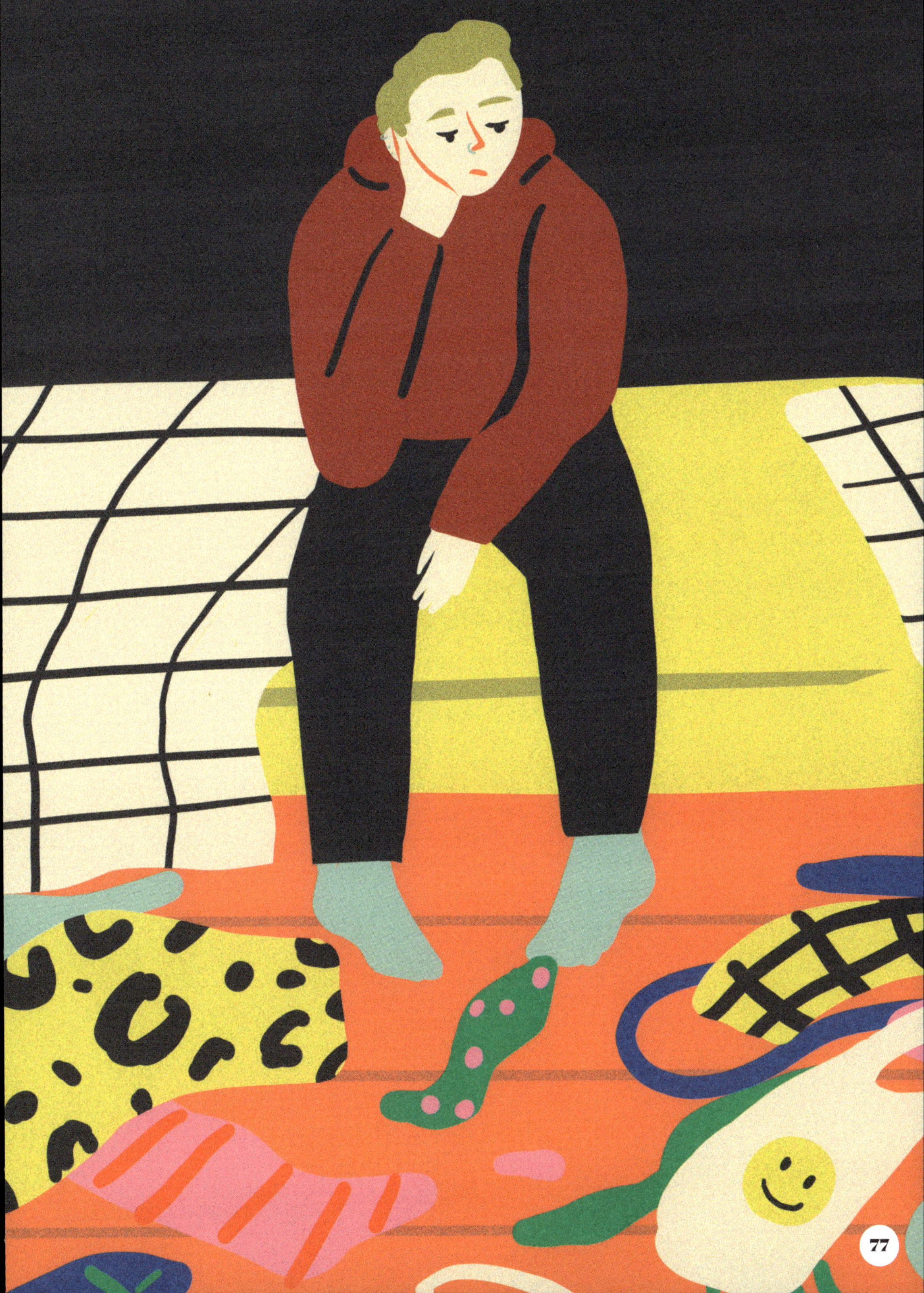

Tipps und Anregungen: Vergleiche bemerken und verhindern

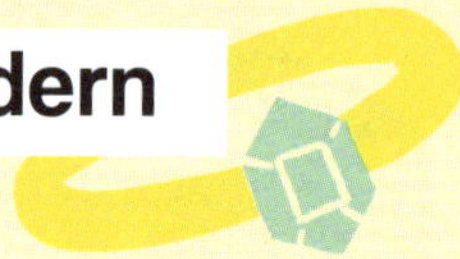

- Behalte beim Scrollen durch die sozialen Medien im Hinterkopf, dass du ein sorgfältig zusammengestelltes Highlight-Reel vor dir hast und keinen vollumfänglichen Einblick in das Leben eines anderen Menschen.
- Wenn du dir wünschst, mit Influencer*innen oder Stars zu tauschen, frag dich, ob ihr Leben wirklich „perfekt“ ist. **Hinweis:** Kein Leben ist perfekt! Auch Stars und Influencer*innen kämpfen mit Trauer, Liebeskummer, geringem Selbstwertgefühl und Selbstzweifeln. Auch sie sehen sich mit herausfordernden Situationen wie Online-Trolling, Trennungen und gesundheitlichen Herausforderungen konfrontiert.
- Wenn du merkst, dass du gerade in die Vergleichsfalle gerätst, nimm dir eine kurze Auszeit und lausche deinen Gedanken (sagst du dir zum Beispiel: „Ich sollte so gut aussehen wie die“?). Ersetze Wörter wie „sollte“ oder „muss“ mit hilfreicheren Wörtern. Sag dir zum Beispiel: „Niemand ist perfekt. Selbst Models werden retuschiert“, „Ich bin so viel mehr als mein Aussehen“ oder „Schönheitsideale sind langweilig und reine Zeitverschwendung“. Oder denk dir eigene Sätze aus, die verdeutlichen, dass du dich selbst akzeptierst.

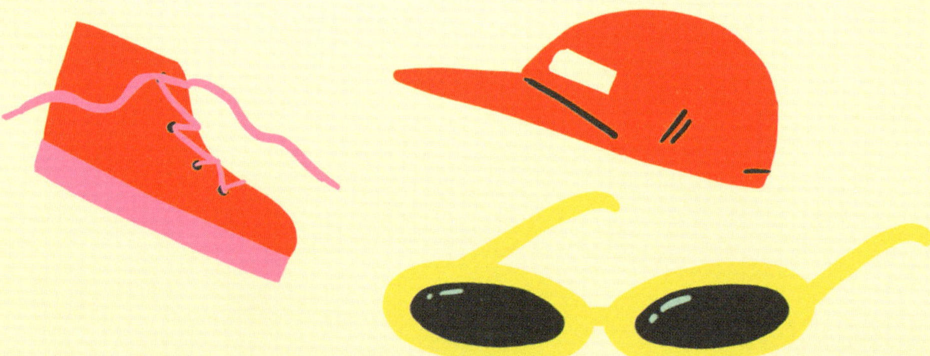

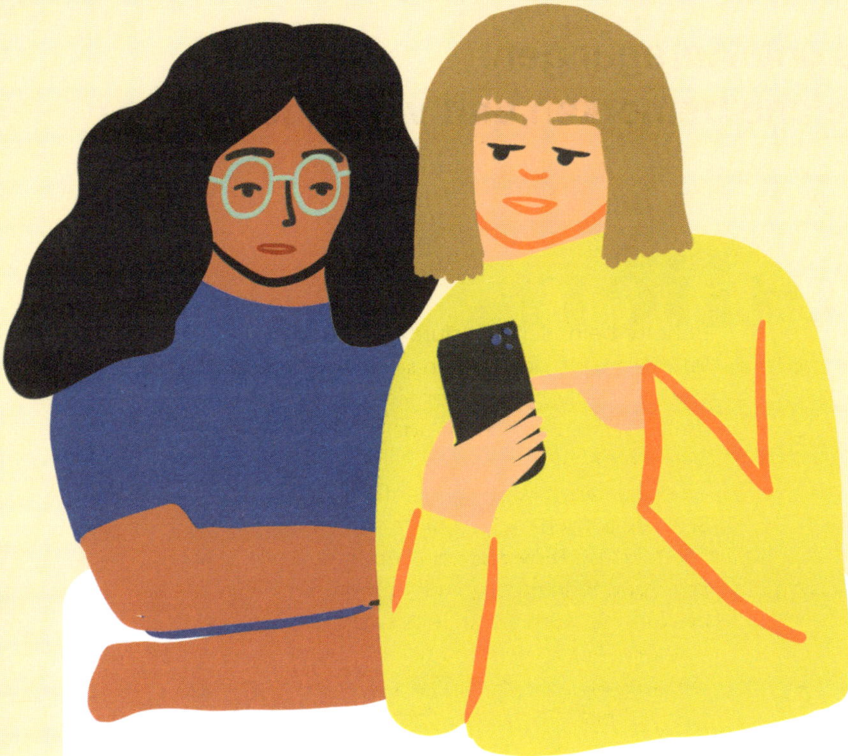

- Unterhalte dich mit deinen Freund*innen übers Vergleichen. Frag sie, ob sie es fair finden, sich mit den Menschen in den sozialen Medien zu vergleichen, wenn man doch davon ausgehen muss, dass die Fotos fast alle unter Einsatz von Filtern zustande kamen oder nachbearbeitet wurden. **Hinweis:** Die Antwort lautet nein! Überlegt, welche Auswirkungen es auf euer Verständnis von Schönheit und euren Selbstwert hat, wenn ihr nur solchem Content folgt.
- Suche mal nach „Girls Room and Dove" bei YouTube. Das ist eine fünfteilige, englischsprachige Serie über eine Gruppe Jugendlicher, die sich mit Körperbildern und der Vergleichsfalle auseinandersetzen. Achte auch besonders auf die Botschaft am Ende jeder Episode und denk drüber nach, ob die in der Serie gezeigten Probleme die von dir und deinen Freund*innen widerspiegeln oder nicht.

5. Kapitel:

Soziale Medien

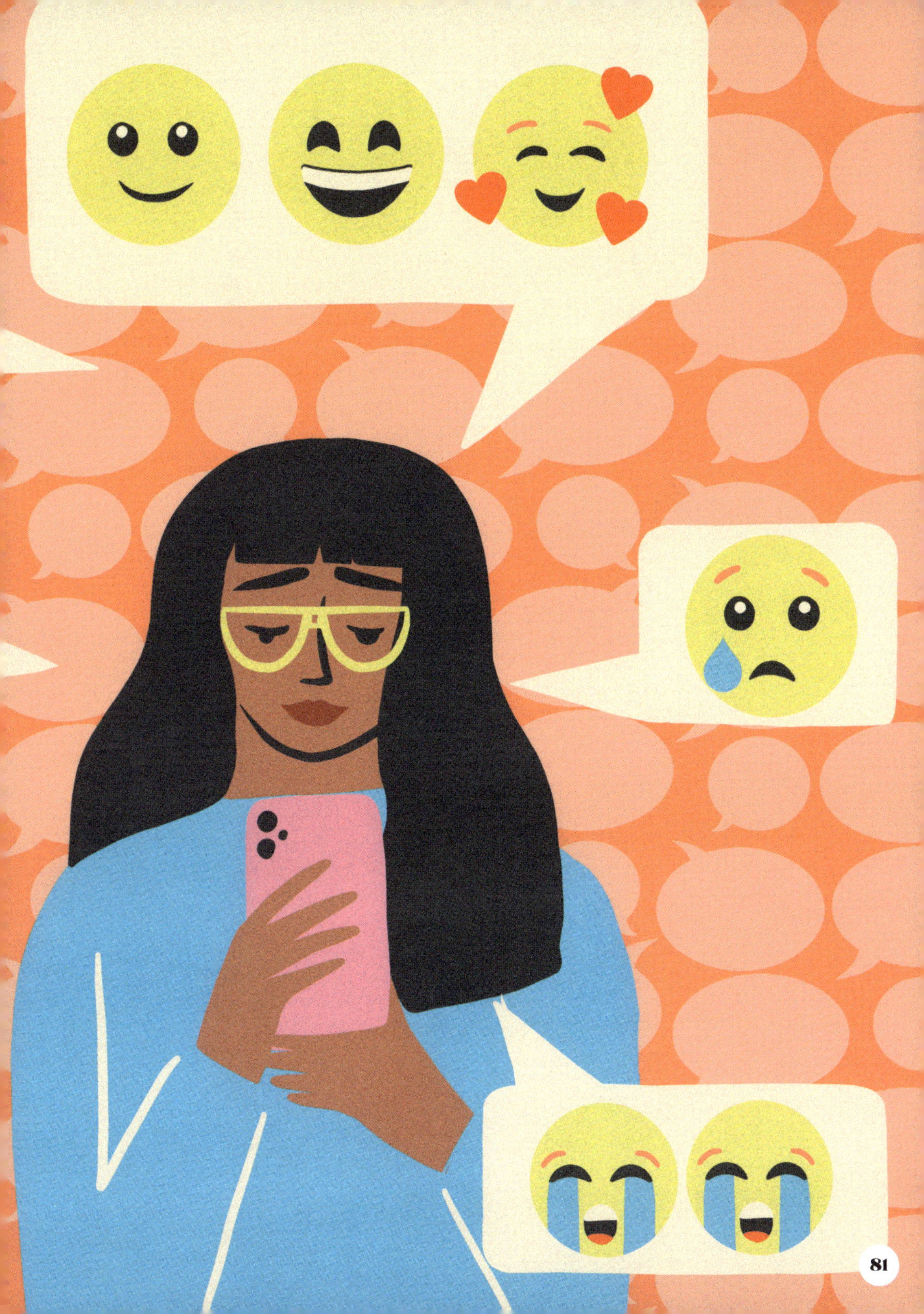

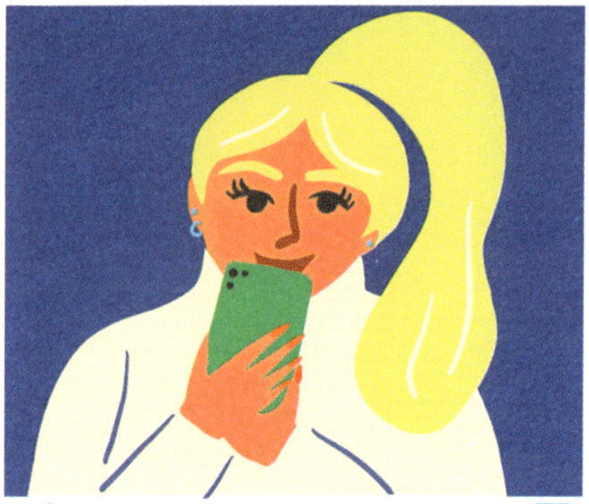

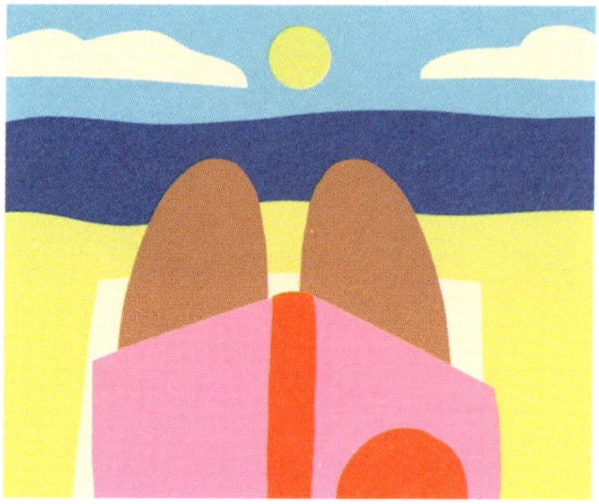

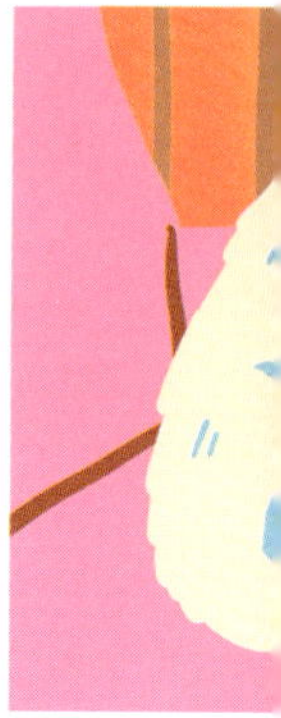

Über 4,9 Milliarden Menschen nutzen soziale Medien.[11] Das ist mehr als die Hälfte der Weltbevölkerung! Egal ob TikTok, Instagram, YouTube oder welche Plattform du auch immer nutzt, die sozialen Medien können eine wunderbare Möglichkeit sein, um mit Freund*innen und Familie in Kontakt zu bleiben, Erinnerungen festzuhalten, andere Menschen überall auf der Welt und ihre Ideen und Vorstellungen kennenzulernen oder um neue Choreografien und Spiele zu erlernen.
Wieso hat dann aber eine Studie mit über 10.000 Jugendlichen gezeigt, dass unser Selbstwertgefühl, unsere Zufriedenheit und unsere Body-Confidence sinken, je mehr Zeit wir in den sozialen Medien verbringen?[12]

Wissenschaftler*innen glauben, dass die Art und Weise, wie wir die sozialen Medien nutzen, beeinflusst, ob sie einen positiven oder negativen Einfluss auf unser Leben haben.[13] Interaktion mit anderen über die sozialen Medien kann zu Verbundenheit führen und die Stimmung heben. Wer aber stundenlang nur Inhalte konsumiert und **doomscrollt,** fühlt sich einsam und isoliert.

Die sozialen Medien haben einen wichtigen Einfluss auf unser körperliches Selbstbewusstsein. Schauen wir uns doch mal an, wie wir das Beste für uns aus den sozialen Medien herausholen können, indem wir festlegen, welcher Content uns guttut und welchen wir lieber meiden sollten. Body-Positivity-Fürsprecherin und Content-Creatorin Megan Jayne Crabbe sagt: **„Dein Online-Umfeld sollte ein Ort sein, an dem du dich gern aufhältst, weil du dich dort wohlfühlst.“**[14]

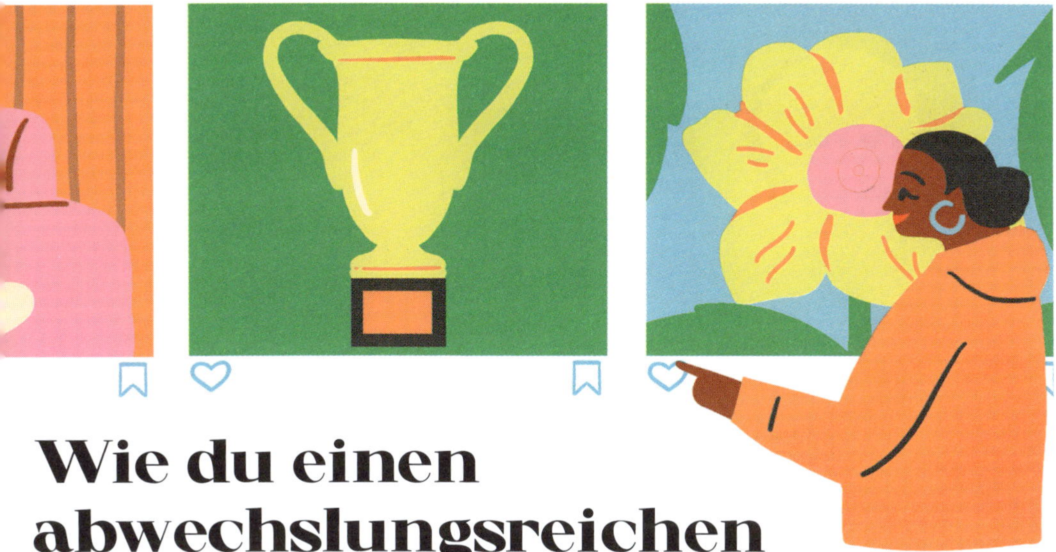

Wie du einen abwechslungsreichen und bereichernden Feed aufbaust

Ein wunderbarer Aspekt der sozialen Medien ist, dass sie Menschen wie dir und mir eine Bühne bieten, die Filme, Zeitschriften oder Ähnliches gar nicht abbilden können. All jenen von uns, die Körper oder **Identitäten** haben, die bisher von den Schönheitsidealen ausgeschlossen wurden, geben die sozialen Medien einen Weg, andere Menschen zu finden, zu sehen und zu ihnen Kontakt aufzunehmen, die so sind wie wir. **Wenn du in den sozialen Medien deine Community gefunden hast, wirst du dich weniger allein fühlen.**

Such aber auch aktiv nach Leuten, die anders aussehen und denken als du und die sich von denjenigen unterscheiden, mit denen du tagtäglich zu tun hast.

Solange wir den Blick dafür behalten, werden wir immer wieder sehen, dass wir alle einzigartig sind und es kein „normales" oder „bestes Aussehen" gibt.

Ich würde dir auch empfehlen, dir **Profile zu suchen, die bewusst körperliche Selbstliebe und Selbstmitgefühl fördern.** Es ist wissenschaftlich belegt, dass diese Art Content besonders gut hilft, Body-Confidence aufzubauen, und generell glücklicher macht.[15]

Um dein körperliches Selbstbewusstsein zu erhöhen, such nach:

- Bildern von Menschen mit den unterschiedlichsten Körpergrößen, Körperformen, Hautfarben, Geschlechtern, Frisuren, unterschiedlichen Alters, aus anderen Ländern.
- Posts, die uns immer wieder freundlich daran erinnern, möglichst nett zu uns selbst zu sein und uns wie gute Freund*innen zu behandeln.
- Inhalte, die unrealistische Schönheitsideale und Klischees infrage stellen.

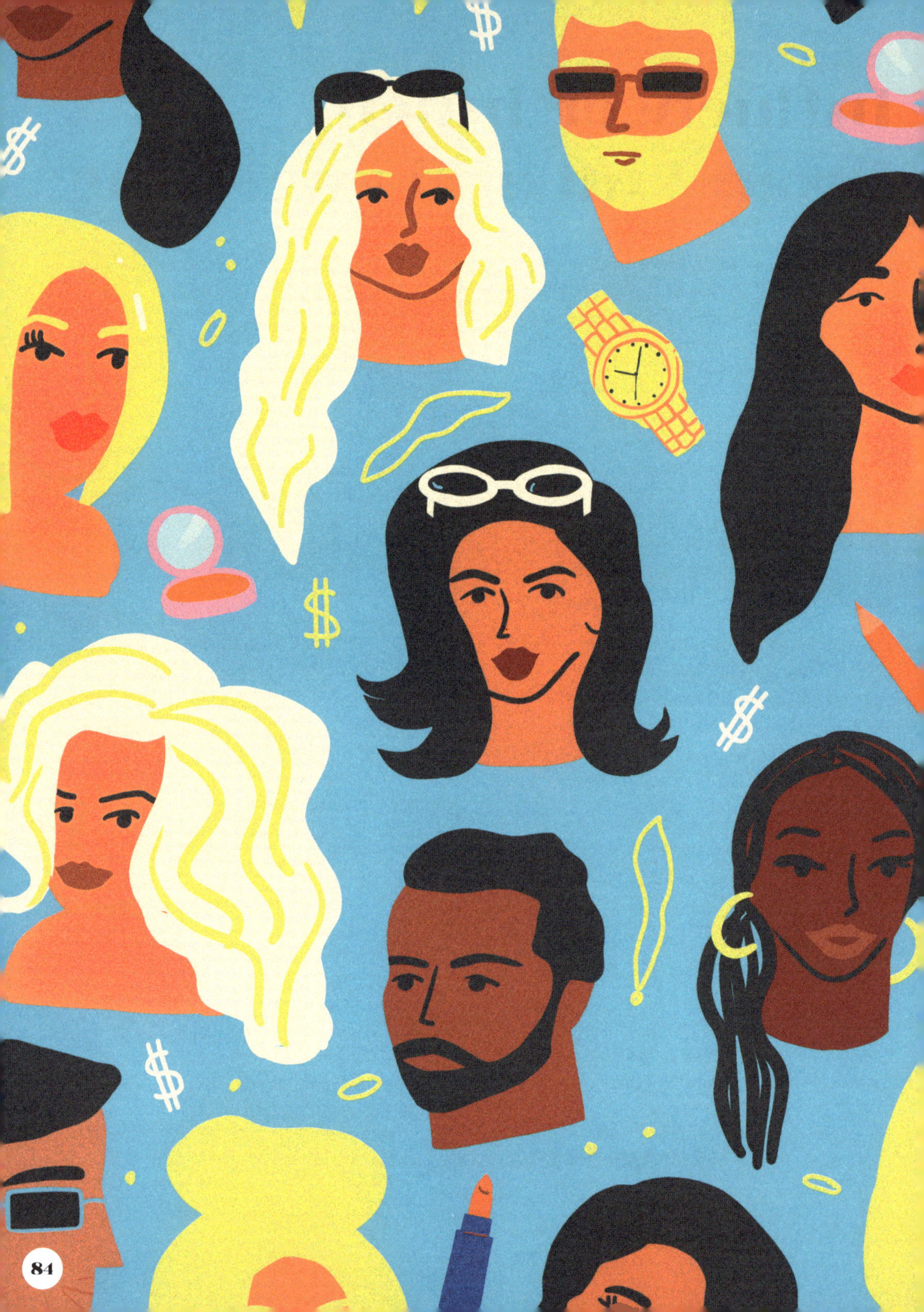

Influencer*innen, Promikult und #werbung

Influencer*innen, auch manchmal Content Creator*innen genannt, sind Internetpersönlichkeiten mit hoher Follower*innen-Zahl. Influencer*in heißt ganz wörtlich übersetzt „Beeinflusser*in“, denn sie beeinflussen ihre Follower*innen ja dadurch, dass sie ihr Leben, ihre Meinungen und eigenen Erfahrungen teilen. Thematisch wird alles abgedeckt, von Lerntipps über Umweltthemen, bis hin zu Antirassismus und psychischer Gesundheit. Manche Influencer*innen posten auch über Mode, Fitness und Beautythemen.

Es passiert schnell, dass Influencer*innen als glaubwürdige, authentische und seriöse Freund*innen gesehen werden. Manche Menschen fühlen sich emotional mit ihnen verbunden, weil sie online alles verfolgen, was in ihrem Leben passiert, dabei haben sie sie noch nie persönlich getroffen, oder es gab nicht einmal einen echten zwischenmenschlichen Kontakt – dieses Phänomen nennt sich „parasoziale Beziehung“. Trotzdem darf man nicht vergessen, dass **vieles, was wir in den sozialen Medien sehen, nicht das wahre Leben abbildet** und viel konstruierter ist, als es auf den ersten Blick scheint.

Im Gegensatz zu dir und mir, die wir vielleicht eher zwanglos selbst geschossene Fotos posten, nutzen Influencer*innen dafür oft professionelle Stylist*innen, Fotograf*innen und Bildredakteur*innen. Manche haben sogar Angestellte, die ihnen beim Erstellen der Profile helfen, entscheiden, was wann gepostet wird, und die Begleittexte schreiben. **Denn Influencer*innen verdienen oft Geld durch gesponsorte Inhalte.** Firmen und Marken bezahlen sie dafür, dass sie ausgewählte Produkte oder Kampagnen bewerben. Mittlerweile nutzen 86 Prozent der Firmen Influencer*innen, um ihre Produkte zu vermarkten, was das Influencer*innendasein für manche zu einem gut bezahlten Vollzeitjob macht.[16]

Der Wert der Influencer*innen-Branche wird derzeit auf 21 Milliarden US-Dollar geschätzt![17] Obwohl es hier also um eine Menge Geld geht, mangelt es in dieser Branche an Vorschriften. Es gibt nur wenige Regeln, die einschränken, wie und was Influencer*innen posten dürfen.

Das ist alarmierend, denn für viele Menschen sind Influencer*innen Vorbilder und vertrauenswürdige Ratgeber*innen.

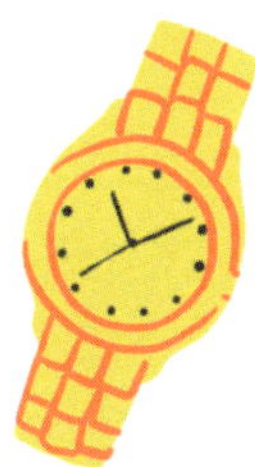

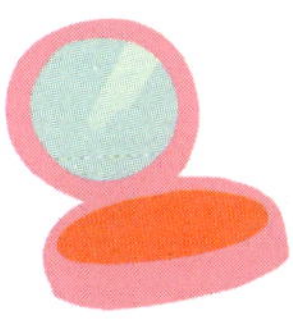

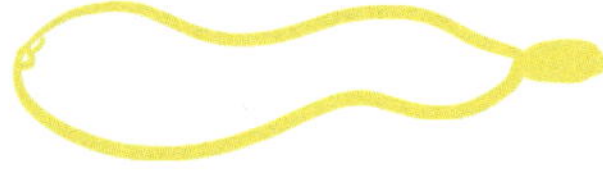

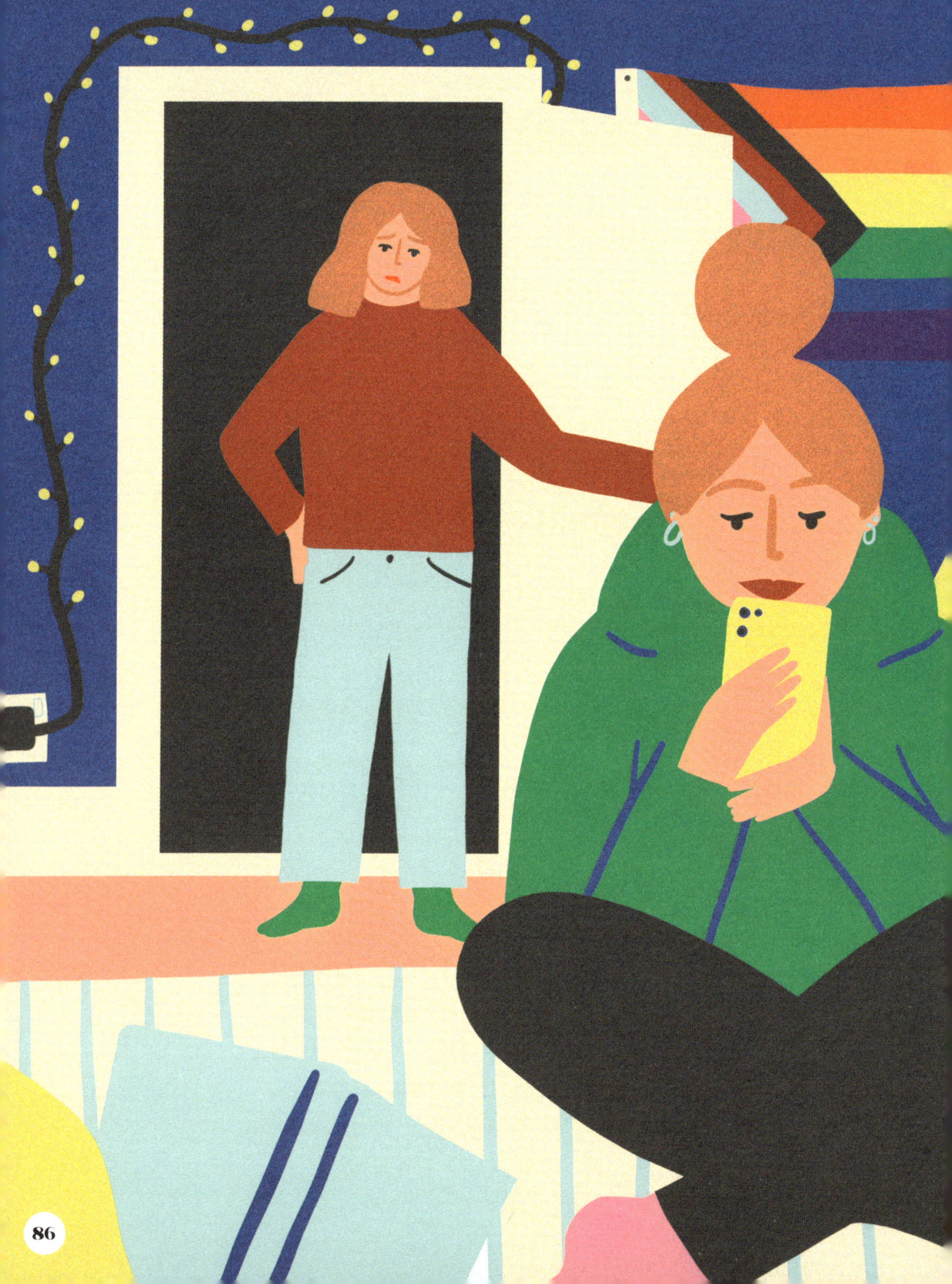

Wusstest du, dass laut einer Studie von Dove 39 Prozent der Jugendlichen eher dem Rat von Influencer*innen folgen würden als dem ihrer Mutter?[18]

Deshalb ist es so wichtig, dass du die Welt der Influencer*innen verstehst und weißt, was hinter den Kulissen vorgeht, damit du klug entscheiden kannst, wem du folgst und wessen Informationen vertrauenswürdig sind.

Influencer*innen, Werbung und gesponsorten Content kritisch zu hinterfragen, ist ein wichtiger Schritt, um Body-Confidence, das eigene Wohlbefinden und gesunde Grenzen zu sichern.

Aber **nicht alle Influencer*innen arbeiten so.** Es gibt auch viele, die sich der Body-Positivity-Bewegung angeschlossen haben, nicht den Mainstreamkörper präsentieren, darüber sprechen, wie sie sich selbst akzeptiert haben, und Tipps geben, wie man das erreichen kann.

Konzentriere dich auf Influencer*innen, die aus dem Mainstream herausfallen. Sei es, weil sie dick, queer, trans, nicht-binär sind, Behinderungen haben oder anderen Minderheiten angehören und die nicht übertrieben über Ernährung, Training oder irgendwelche Beautytrends sprechen. Und vergiss nicht, auch Leuten zu folgen, die sämtlichen Klischees trotzen.

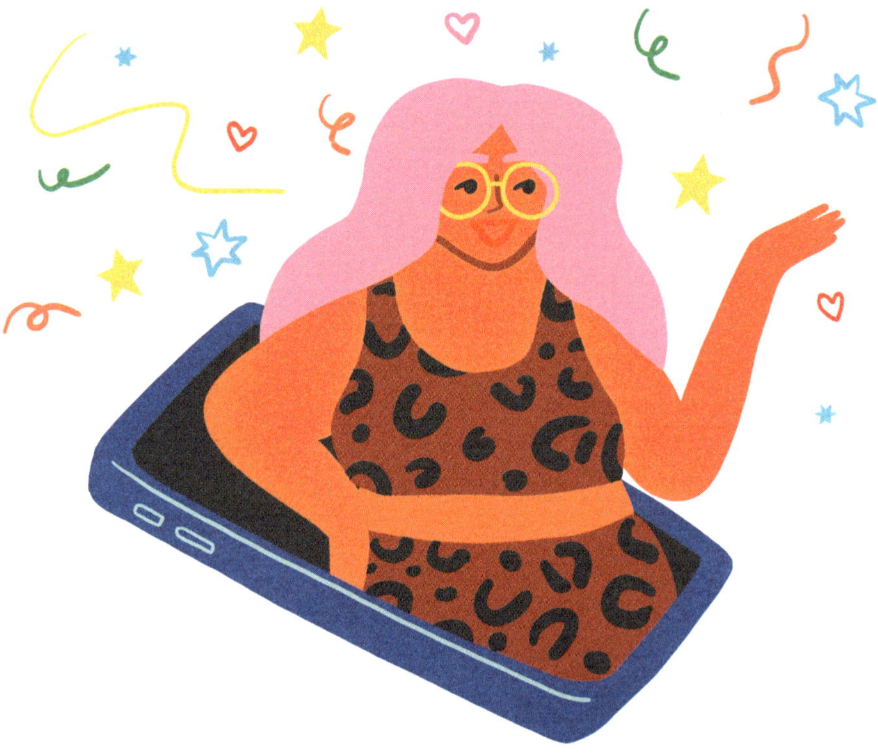

Mit dieser Aufgabe kannst du das kritische Denken über deinen Feed üben.

Such Beispiele von Influencer*innen, die etwas bewerben. Zum Beispiel mit #ad oder #werbung auf TikTok oder Instagram. Schau dir den Post genau an und stell dir folgende Fragen (beispielhafte Antworten findest du auf Seite 159):

Was wird mit diesem Post verkauft?

Wieso erzählt diese*r Influencer*in etwas über dieses Produkt oder gibt diese Ratschläge?

Wieso hat eine Firma diese Person dafür bezahlt, dieses Foto zu posten?

Was wird angeblich passieren, wenn du das Produkt kaufst?

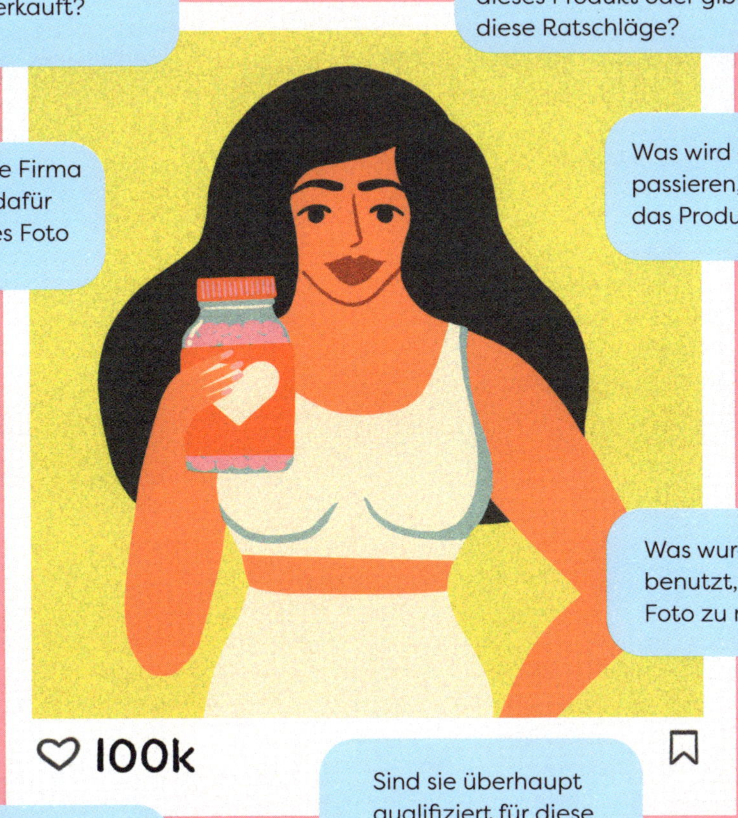

Was wurde alles benutzt, um dieses Foto zu machen?

Sind sie überhaupt qualifiziert für diese Art Aussage?

Ist es fair, das eigene Aussehen mit dem dieser Person zu vergleichen, und wenn ja, warum?

Woran du schädlichen Content erkennst

Influencer*innen können lustige und hilfreiche Sachen posten. Aber mittlerweile gibt es auch eine wahre Flut von beunruhigenden Trends. Manche Influencer*-innen verbreiten bedenkliche Dinge über Ernährung, Training, Schönheitspraktiken und Kosmetikmethoden – das fängt beim Feilen der Zähne an, geht über Diätpillen bis hin zu kosmetischen Eingriffen wie Filler für die Lippen und Brauenlifting. **Für deine Body-Confidence ist es enorm wichtig, dich vor solch schädlichem Content zu schützen.**

Ein weiteres Beispiel ist die sogenannte Fitspiration. Anfang 2023 waren über 72 Millionen Posts auf Instragram mit #fitspo getaggt. Darin wurde die Botschaft verbreitet, man könne den „idealen" Körper erreichen, indem man die jeweiligen Diät- und Trainingspläne befolgt und die angebotenen Produkte und Dienste kauft. Fitspo-Posts objektifizieren den Körper (es werden oft nur Teile des Körpers herangezoomt, außerdem sind die Influencer*innen sehr freizügig gekleidet und zeigen sich in passiven Posen), und die Follower*innen werden animiert, den Fokus darauf zu legen, wie ihr Körper aussieht, statt darauf, was er kann oder wie er sich anfühlt. Genauso problematisch ist auch die „Thinspiration". In Posts mit diesem Hashtag werden sehr, sehr dünne Körper gezeigt, dazu Zitate, die dazu auffordern, nichts zu essen, außerdem Tipps, wie man Essstörungen versteckt. Studien haben gezeigt, dass schon eine Auseinandersetzung von zehn Minuten mit Fitspiration- und Thinspiration-Content unsere Laune, unser körperliches Selbstbewusstsein und unseren Selbstwert verringert.[19]

In Wahrheit gibt es nicht den einen Körpertyp, der körperliche und psychische Gesundheit abbildet. Außerdem haben die meisten Leute, die mit ihrem Content vorschreiben, man habe so oder so auszusehen, um gesund zu sein, keinerlei Qualifikation, Trainings- oder Diäthinweise zu geben. Viele wollen nur Produkte oder Programme verkaufen, deren Wirkung weder wissenschaftlich belegt noch von Ärzt*innen oder Gesundheitsexpert*innen bestätigt wurde.

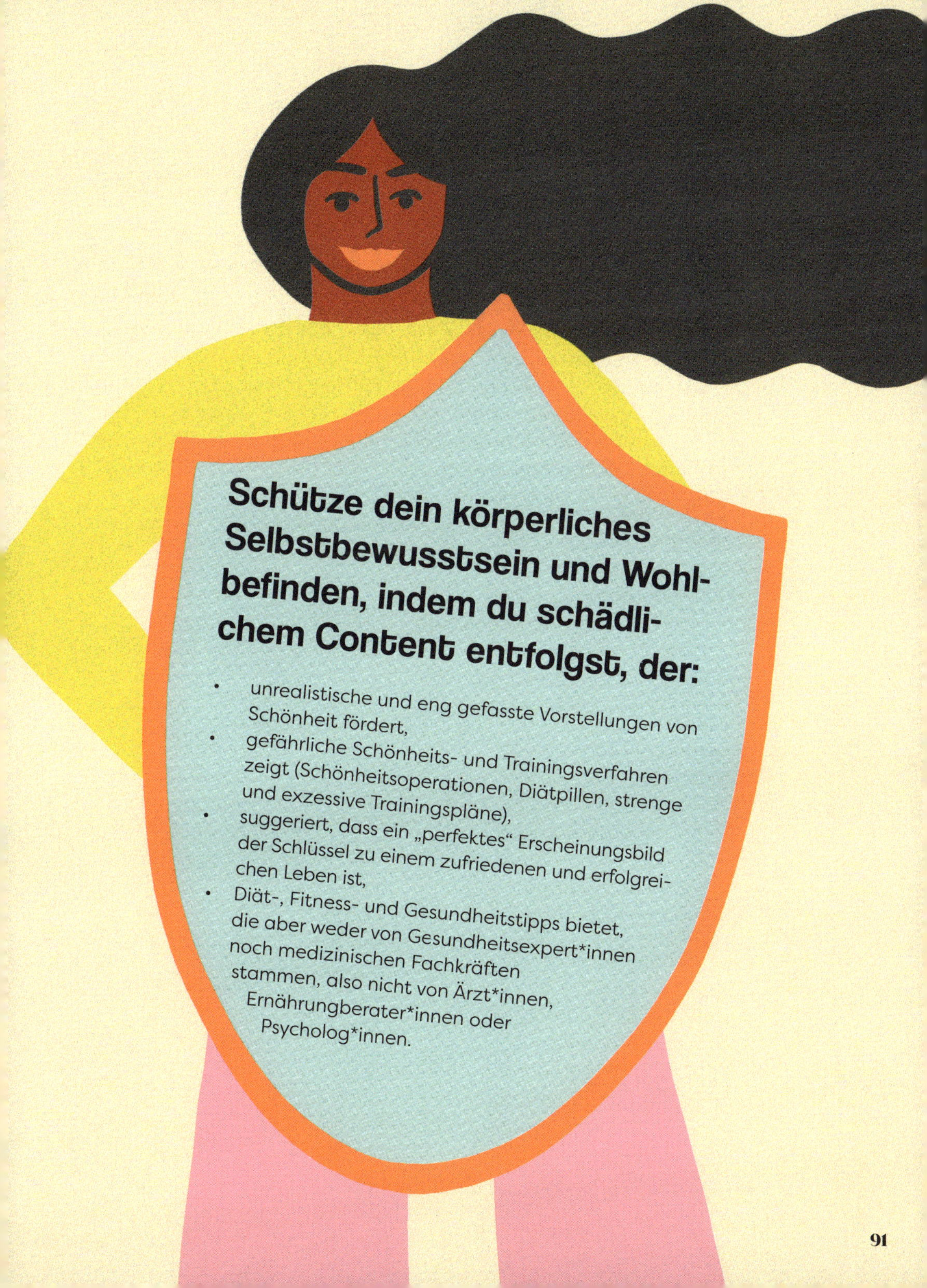

Schütze dein körperliches Selbstbewusstsein und Wohlbefinden, indem du schädlichem Content entfolgst, der:

- unrealistische und eng gefasste Vorstellungen von Schönheit fördert,
- gefährliche Schönheits- und Trainingsverfahren zeigt (Schönheitsoperationen, Diätpillen, strenge und exzessive Trainingspläne),
- suggeriert, dass ein „perfektes“ Erscheinungsbild der Schlüssel zu einem zufriedenen und erfolgreichen Leben ist,
- Diät-, Fitness- und Gesundheitstipps bietet, die aber weder von Gesundheitsexpert*innen noch medizinischen Fachkräften stammen, also nicht von Ärzt*innen, Ernährungberater*innen oder Psycholog*innen.

Selfies, Filter und Likes

Wie steht es um das, was du selbst in den sozialen Medien posten willst? **Vier von fünf Jugendlichen sagen, sie vergleichen ihr Aussehen mit dem anderer Teenies in den sozialen Medien.** Da gerät man schnell unter Druck, das perfekte Foto posten zu müssen, statt einfach ein lustiges. Dass mittlerweile so viele Bilder digital nachbearbeitet oder mit Filtern verändert werden, verstärkt diesen Effekt. Jüngste Studien zeigen, dass Mädchen bis zu 14 Selfies machen, bis sie das eine finden, das sie auch posten wollen.[20]

Viele Selfies zu machen und Filter anzuwenden, kann auch ein kreativer Ansatz der Selbstdarstellung sein. Aber wenn du permanent Filter nutzt, nur um dich den herrschenden Schönheitsidealen anzupassen oder weil du den Eindruck hast, unredigierte Aufnahmen von dir wären unzulänglich, deutet das auf ein Problem hin. Wenn du dich in dieser Beschreibung wiederfindest, schau dir die Übungen am Ende dieses Kapitels an und finde heraus, wie du die sozialen Medien besser nutzen kannst.

Erinnerst du dich an das vorherige Kapitel, in dem es ums Vergleichen ging? Nun, deine Follower*innen werden sich vermutlich auch mit dir in deinen Posts vergleichen. **Deshalb ist es wichtig, dass du Dinge postest, die dir und anderen ein gutes Gefühl vermitteln.** Versuch mal, ob du nicht noch anderes hochladen kannst, zusätzlich zu den Selfies. Vielleicht eine Mischung aus Fotos, die mehr Aspekte deiner Persönlichkeit zeigen, wie Hobbys oder weitere Interessen. Verzichte dabei möglichst auf eine Nachbearbeitung oder Filter, sei lieber authentisch.

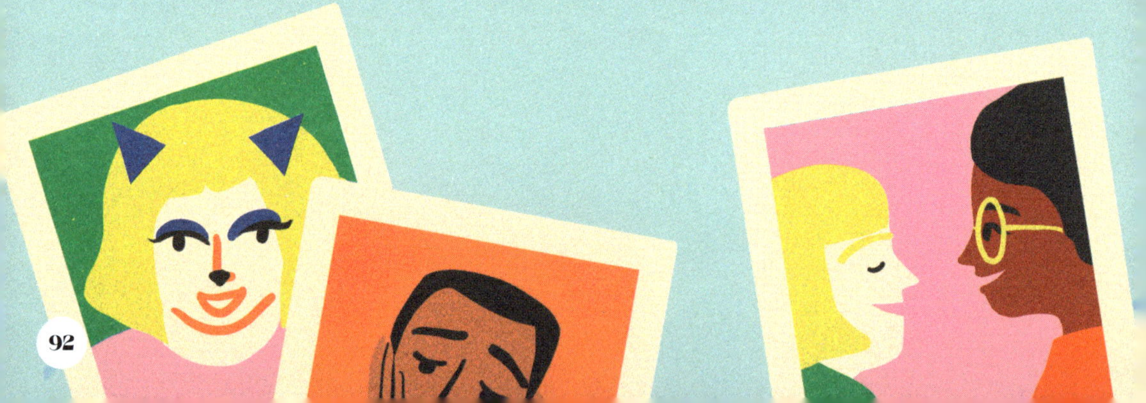

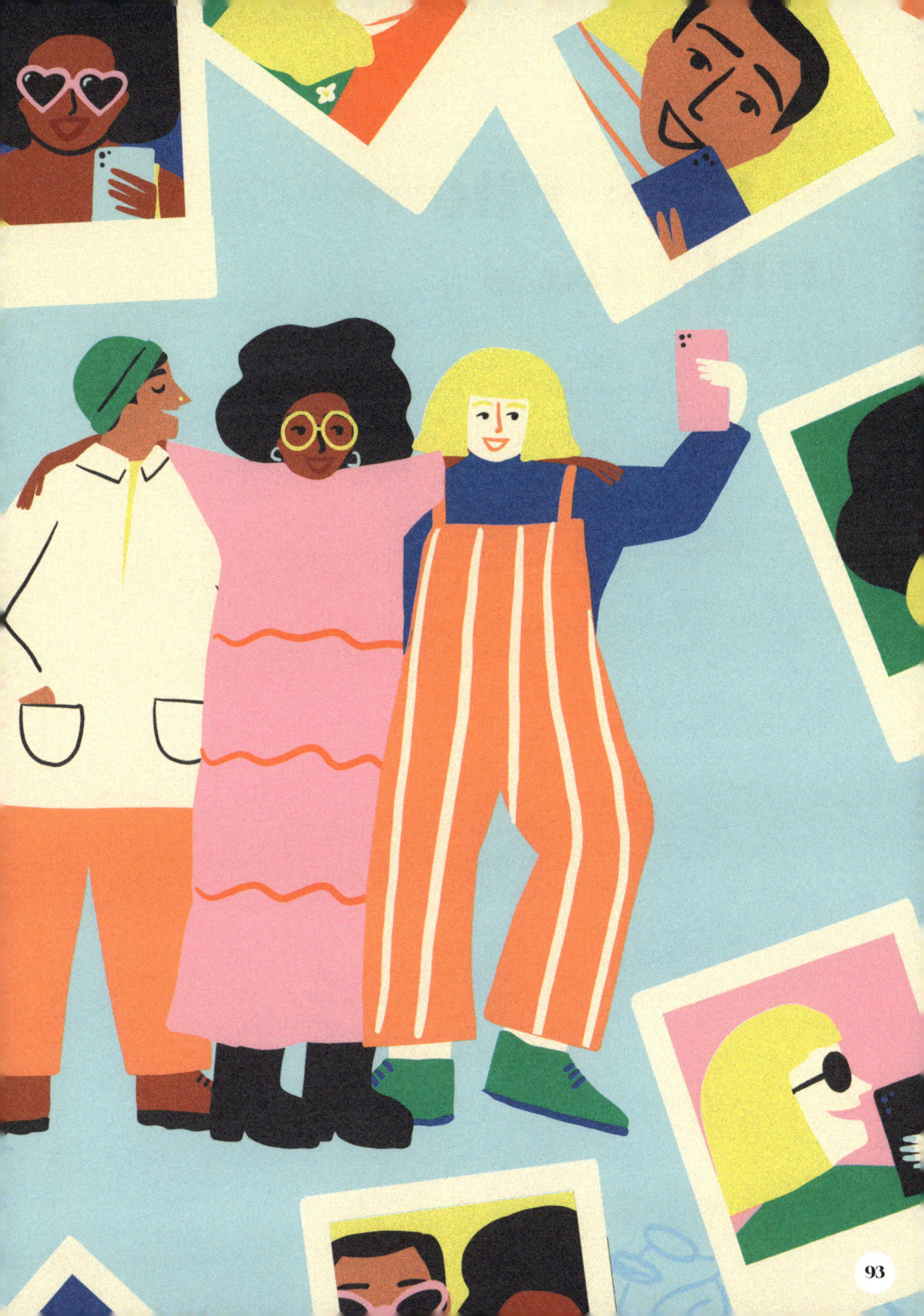

Tipps und Anregungen: Wie du dich von den sozialen Medien inspirieren und bestärken lässt

Mach ein Experiment

- Scrolle zehn Minuten durch einen deiner Feeds und achte darauf, was die Posts bei dir auslösen. Schreib auf, welche Posts dich glücklich machen, inspirieren und dabei helfen, dich stark zu fühlen. Welche machen dich ängstlich, wütend oder lassen dich an dir zweifeln?

- Entfolge den Profilen, die auch nach einer Woche noch nichts gepostet haben, was sich gut anfühlt. Falls du nicht direkt entfolgen willst, weil du dir Gedanken machst, was andere darüber denken, bieten die meisten Apps auch Optionen, mithilfe derer du bestimmte Accounts vorübergehend stummschalten kannst.

- Setz dich am Ende der Woche hin und überlege, was du durch das Experiment gelernt hast. Wenn es dir insgesamt besser geht, weil du die Inhalte bestimmter Profile nicht gesehen hast, dann entfolge ihnen endgültig.

- Du hast die Kontrolle über deinen Feed, also nutze sie, um ihn zu einem für dich erfreulichen Ort zu machen! Such dir einen festen Termin, vielleicht einmal pro Monat, an dem du schädlichen Accounts entfolgst und aktiv nach positiven, erbaulichen Accounts suchst.

Bewusst abmelden

- Mach immer mal wieder bewusste Pausen, wenn du merkst, dass du dich von den sozialen Medien überwältigt fühlst oder du gerade keine Freude daran findest.

- Mach einen Spaziergang oder etwas Kreatives mit deinen Händen – irgendetwas, das dir Spaß bringt, aber nichts mit einem Display zu tun hat.

- Spiel mit der Länge dieser Pausen. Du könntest ja anfangen, statt zwei nur eine Stunde am Tag mit diesen Apps zu verbringen. Vielleicht setzt du dir ja sogar die Challenge, mal eine ganze Woche zu verzichten! Experimentiere ein bisschen herum und finde heraus, was sich am besten für dich anfühlt.

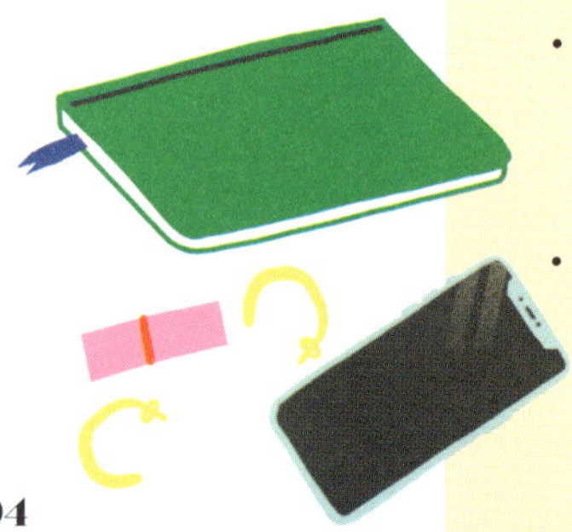

Wie du den Algorithmus austrickst

- Algorithmen sind so angelegt, dass sie aus deinem Verhalten lernen. Sie nutzen die Informationen, die du ihnen lieferst, um dir weiteren Content zu zeigen. Je mehr du von einem bestimmten Content likst, kommentierst und anschaust, desto mehr wird dir davon angezeigt.

- Je mehr hilfreiche Inhalte du also ansiehst, desto mehr wirst du davon sehen. Zum Beispiel:

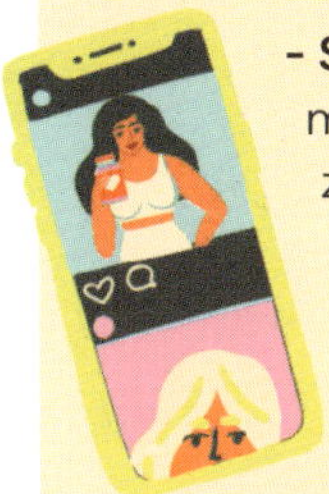

- **Suche Influencer*innen,** die ihre Fotos und somit auch ihr Aussehen nicht mit Apps oder Filtern nachbearbeiten, um unrealistische Schönheitsideale zu zementieren.
- **Nimm dir bewusst Zeit,** Content zu suchen, der deine Kreativität anregt und dich inspiriert. Kannst du zum Beispiel Tutorials finden, die dich animieren, etwas Neues auszuprobieren?

- Finde heraus, wie du bei der jeweiligen Plattform gefährlichen Content blockieren oder melden kannst. Wenn du dabei Hilfe brauchst, starte eine schnelle Internetsuche. Oft gibt es Videos oder Schritt-für-Schritt-Anleitungen, die sich einfach befolgen lassen.

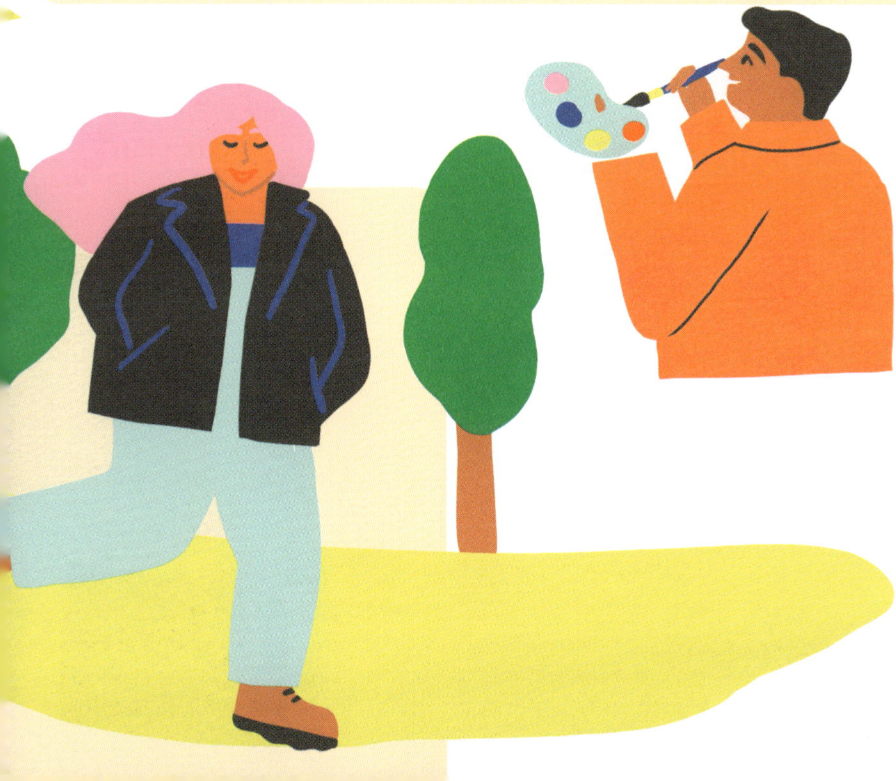

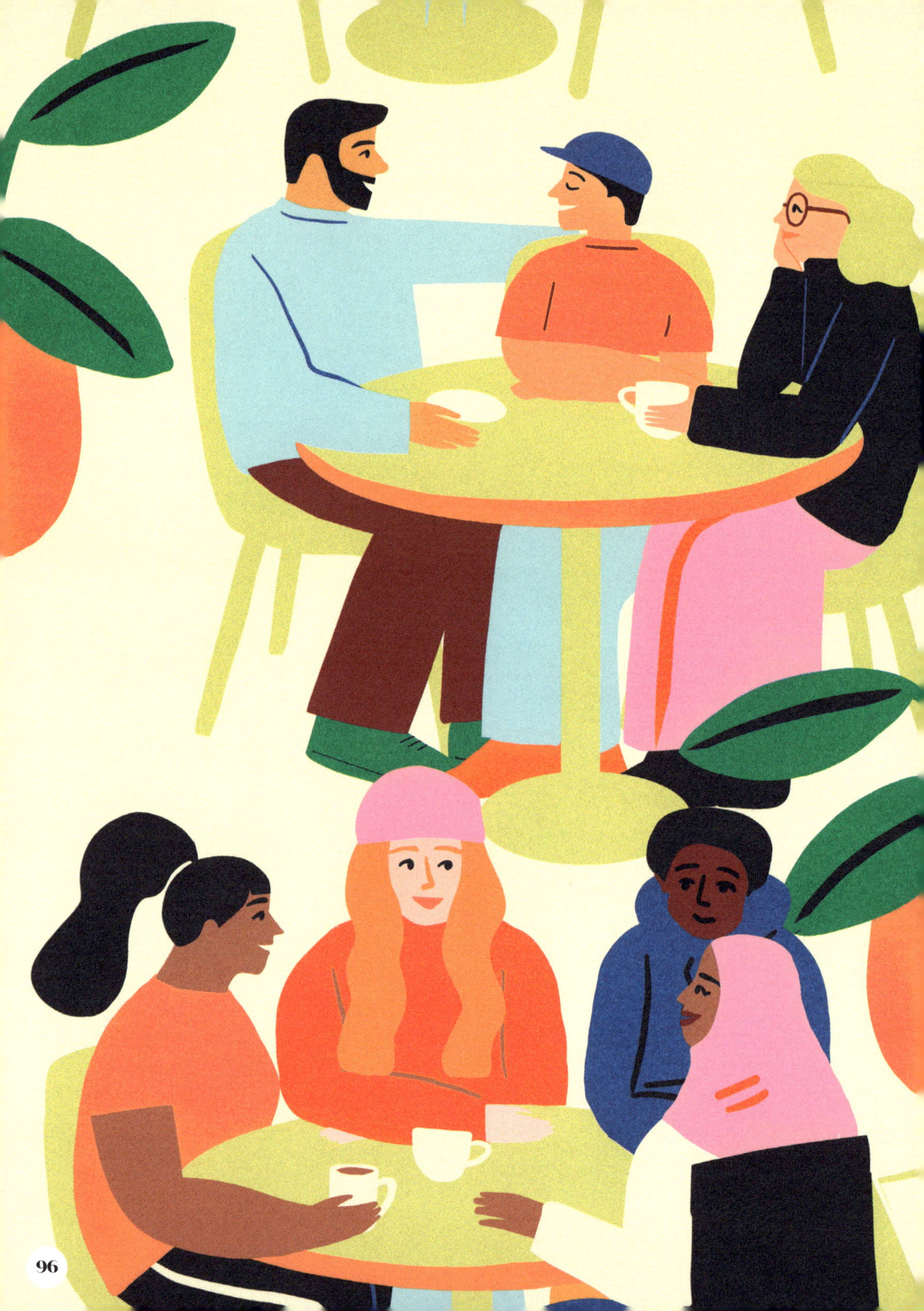

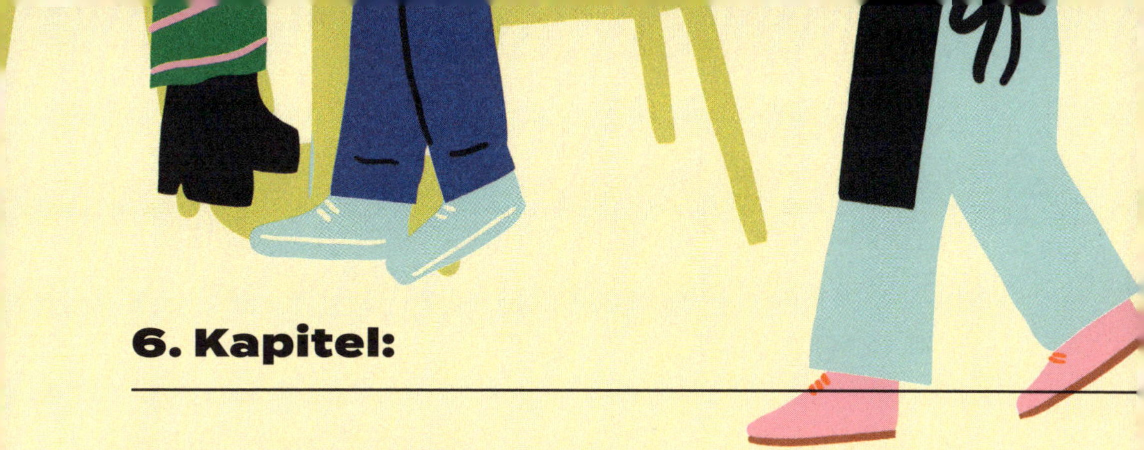

6. Kapitel:

Familie, Freund*innen und Beziehungen

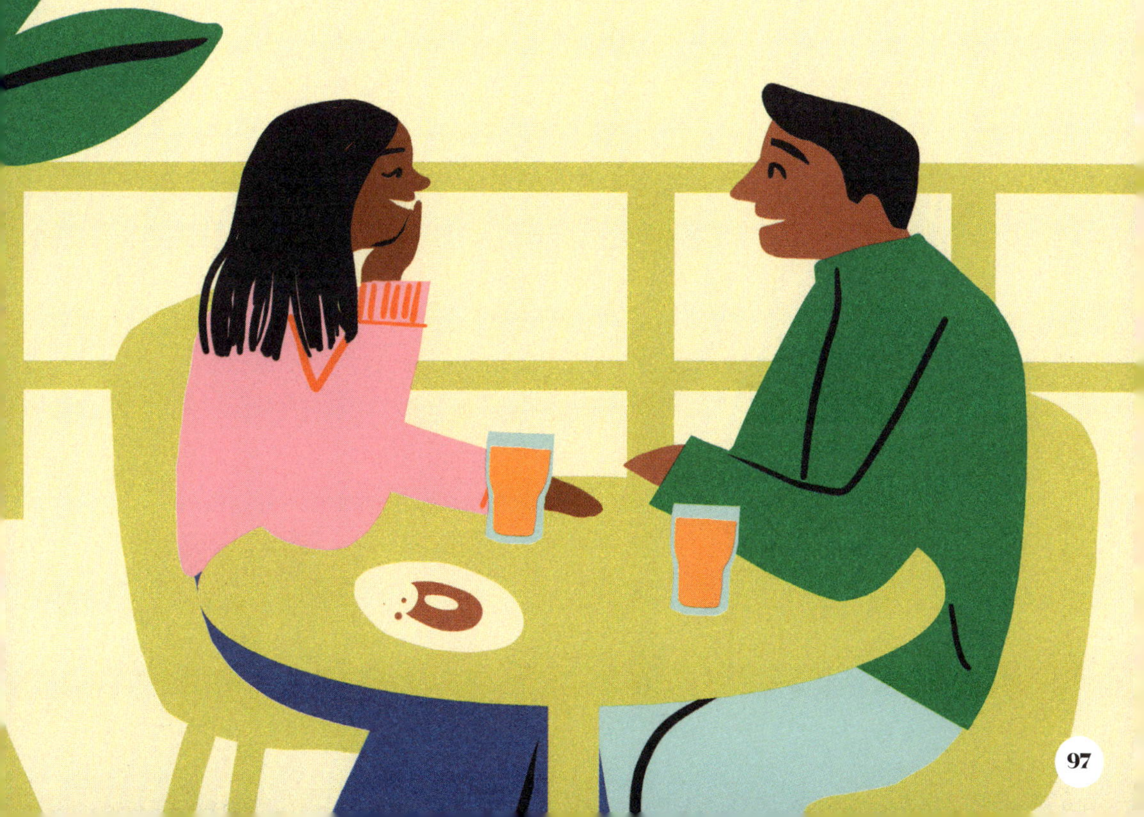

Jede alltägliche Interaktion mit Freund*innen, unserer Familie oder unseren Beziehungspartner*innen hat einen Einfluss auf unser körperliches Selbstbewusstsein. Und umgekehrt.

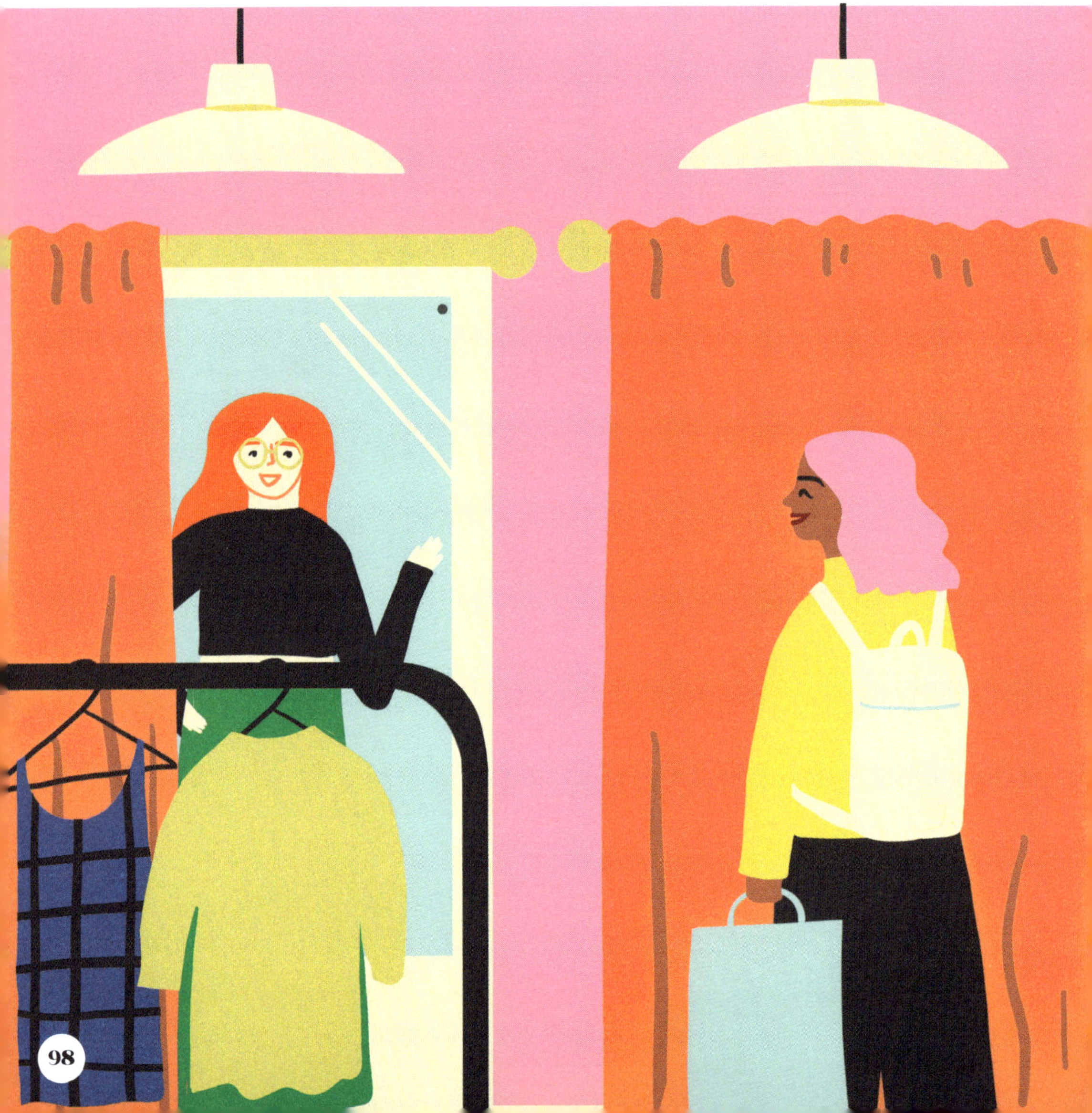

Wenn wir Beziehungen aufbauen, in denen wir uns sicher und unterstützt fühlen, weil wir darauf achten, was wir sagen, und einander Raum geben, uns so zu zeigen, wie wir sind, uns für Dinge schätzen, die über das Aussehen hinausgehen, und unsere Grenzen akzeptieren, fördern wir auch unsere Body-Confidence.

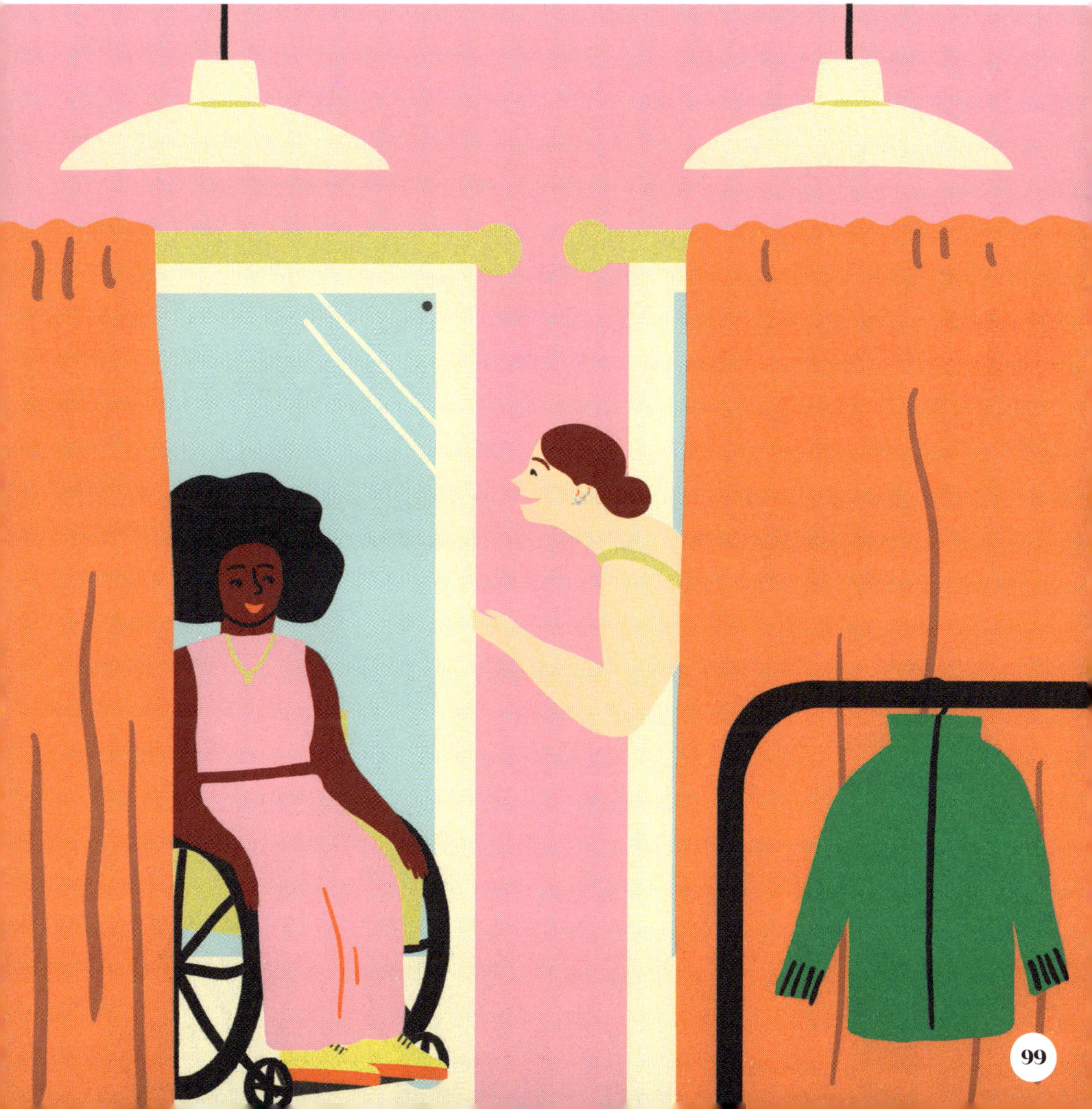

Body-Talk

Fangen wir mal bei den tagtäglichen Gesprächen an. Hast du schon mal solche Kommentare gehört oder selbst so etwas gesagt?

Du siehst toll aus! Hast du abgenommen?

Bisschen Sport und dey würde richtig gut aussehen.

Du bist so blass! Ich habe eine gute Bräunungscreme, wenn du Interesse hast.

Boah, ich wünschte, mir würde diese Jeans so gut stehen wie dir. Du hast so einen flachen Bauch.

Deine Frisur ist eine Katastrophe. Bändige diese Mähne mal.

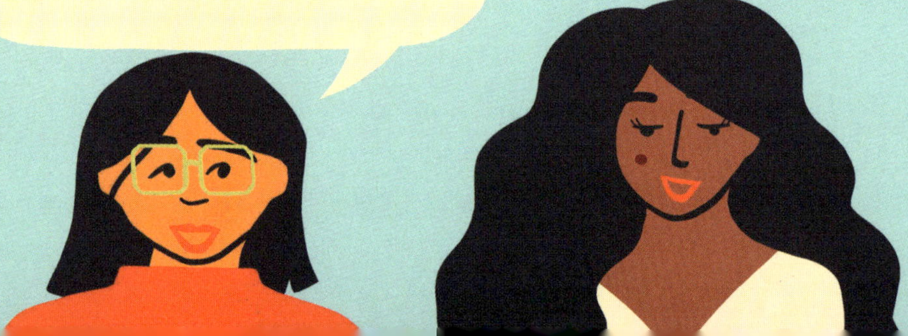

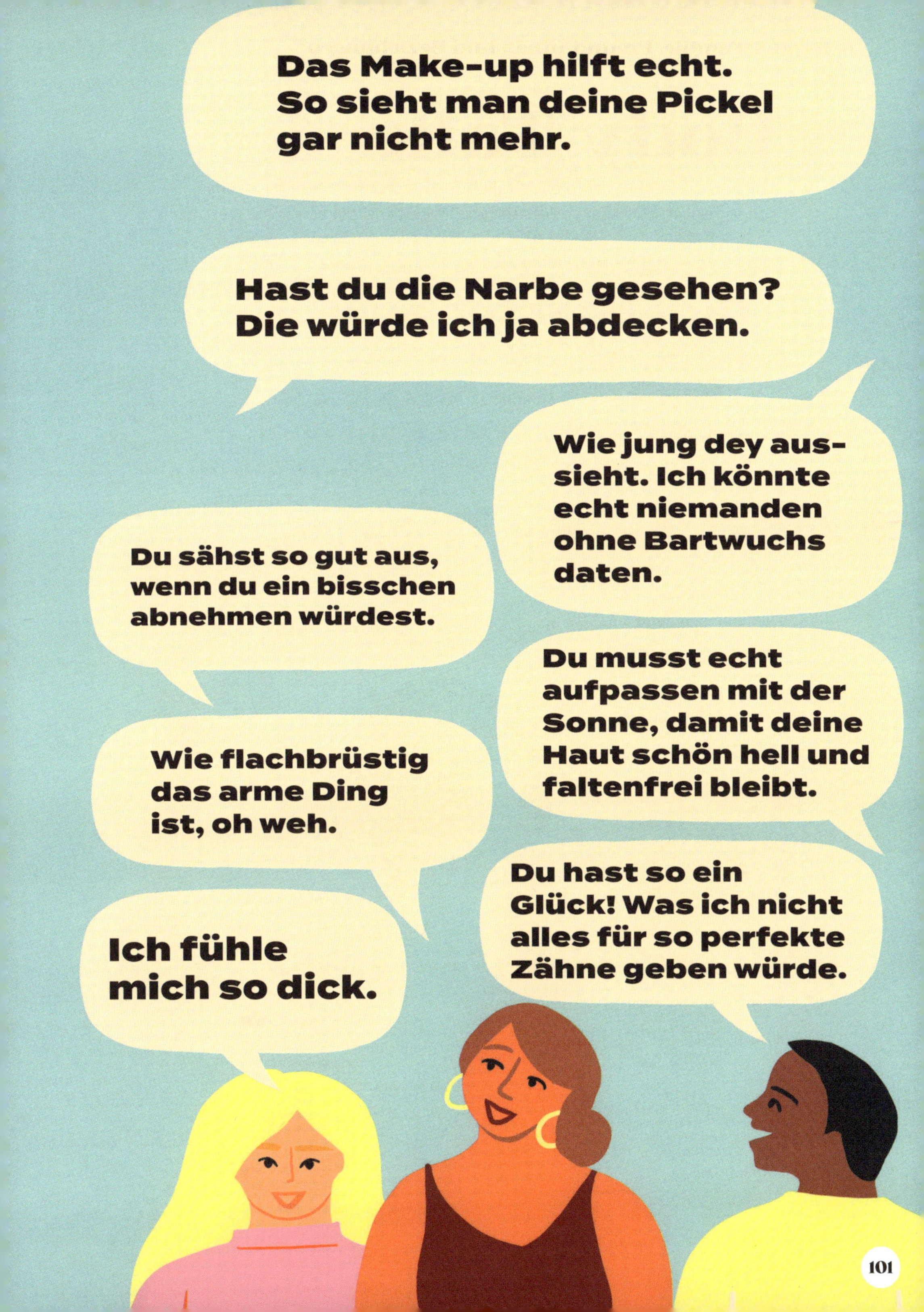
Das Make-up hilft echt. So sieht man deine Pickel gar nicht mehr.
Hast du die Narbe gesehen? Die würde ich ja abdecken.
Wie jung dey aussieht. Ich könnte echt niemanden ohne Bartwuchs daten.
Du sähst so gut aus, wenn du ein bisschen abnehmen würdest.
Du musst echt aufpassen mit der Sonne, damit deine Haut schön hell und faltenfrei bleibt.
Wie flachbrüstig das arme Ding ist, oh weh.
Du hast so ein Glück! Was ich nicht alles für so perfekte Zähne geben würde.
Ich fühle mich so dick.

Das alles ist **Body-Talk,** also Kommentare und Gespräche, die uns und anderen das Gefühl geben, dass wir auf eine bestimmte Art auszusehen haben. In all diesen Aussagen steckt die Botschaft, dass wir eher akzeptiert und für attraktiv gehalten werden, wenn wir den Schönheitsidealen entsprechen. Aber sie verfestigen auch die Annahme, dass es in Ordnung ist, das Aussehen anderer Leute zu beurteilen.

Mit Aussagen dieser Art bekräftigen wir Schönheitsideale, oft ohne es zu merken.

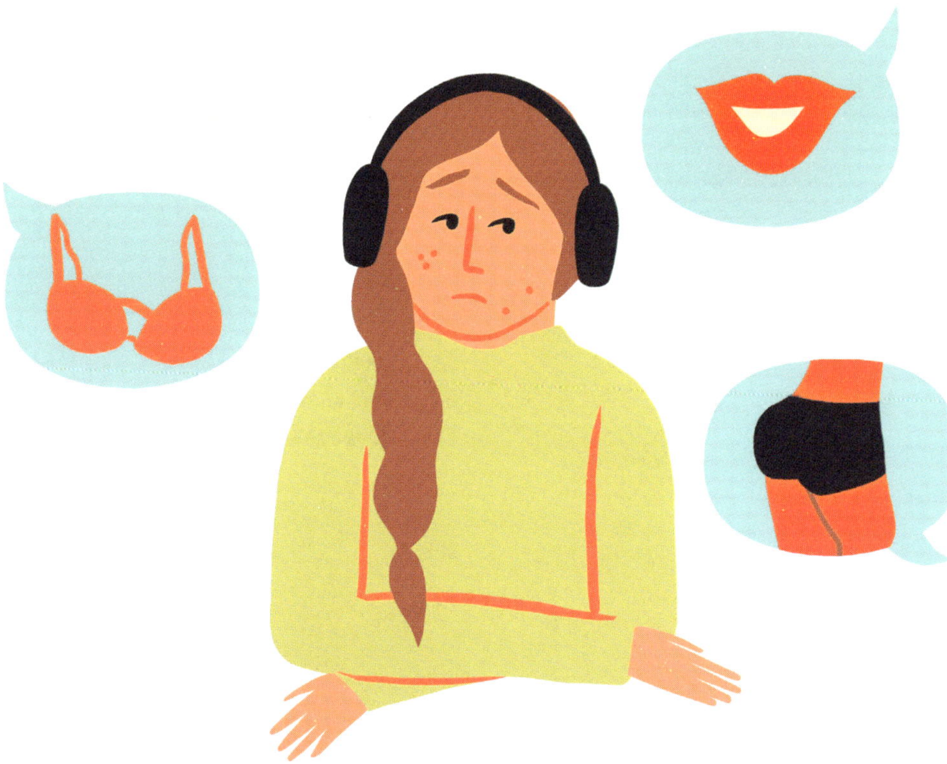

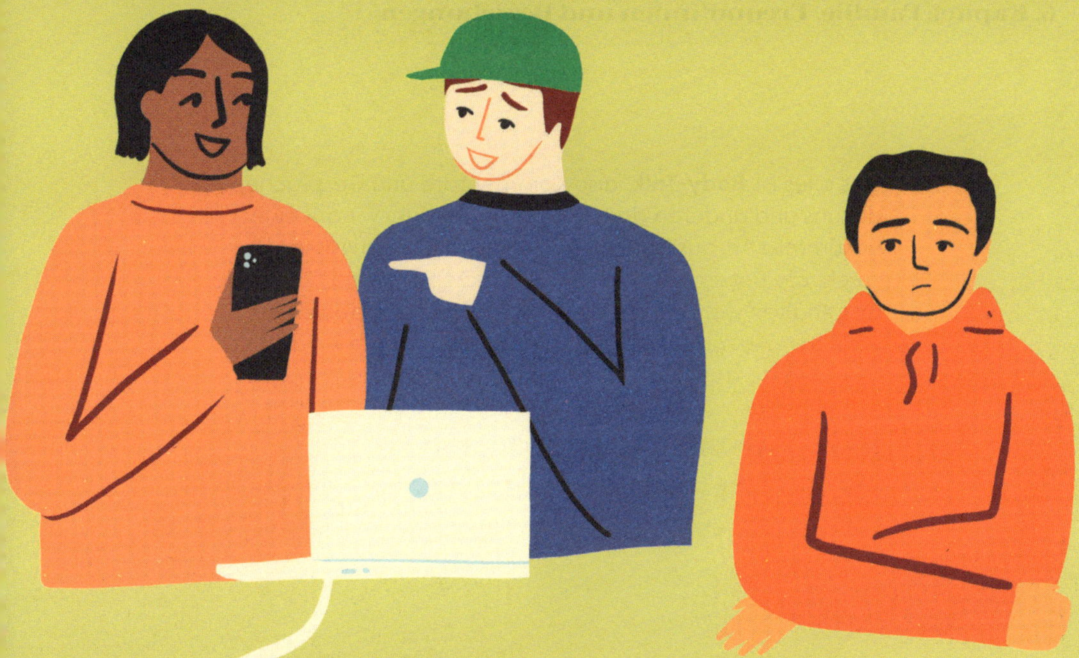

Body-Talk ist sehr verbreitet. Wahrscheinlich kennst du solche Kommentare von Freund*innen, Eltern, Tanten, Onkeln, Geschwistern und aus der Schule. Auch in den sozialen Medien sind sie zu finden. Gut möglich, dass du genau so etwas schon über dich selbst oder andere gesagt hast. Ich habe das bedauerlicherweise getan, bevor ich verstanden habe, welche Folgen das für mich und andere hat. Psycholog*innen haben den Einfluss von Body-Talk auf das körperliche Selbstbewusstsein getestet. In einer Studie wurde das Körperbild junger Frauen untersucht, bevor und nachdem sie solche Kommentare von einem*r Freund*in gehört hatten.[21] Schon nach wenigen Minuten waren sie unglücklicher mit ihren Körpern, ihre Laune und ihr Selbstwertgefühl hatten nachgelassen. Das Gleiche wurde in Studien mit Männern herausgefunden.[22] Weitere Studien zeigen, dass solche Kommentare dieselben Folgen für diejenigen haben, die sie aussprechen.[23]

Als ich während des Studiums mit Freund*innen zusammenlebte, spürte ich den Effekt von Body-Talk besonders deutlich. Während wir uns zum Ausgehen fertig machten, hörte ich, wie sich meine Mitbewohner*innen gegenseitig fragten, ob ein bestimmtes Outfit sie „dick macht"? Oder sie beklagten sich über ihre Pickel, während sie ihr Make-up auftrugen, oder betonten, wie sehr sie ihre Locken hassten. **Obwohl sie über sich selbst sprachen, fing ich sofort an, mein eigenes Aussehen zu hinterfragen.** Ich wog mehr als sie, fanden sie also, dass ich noch schlimmer aussah?

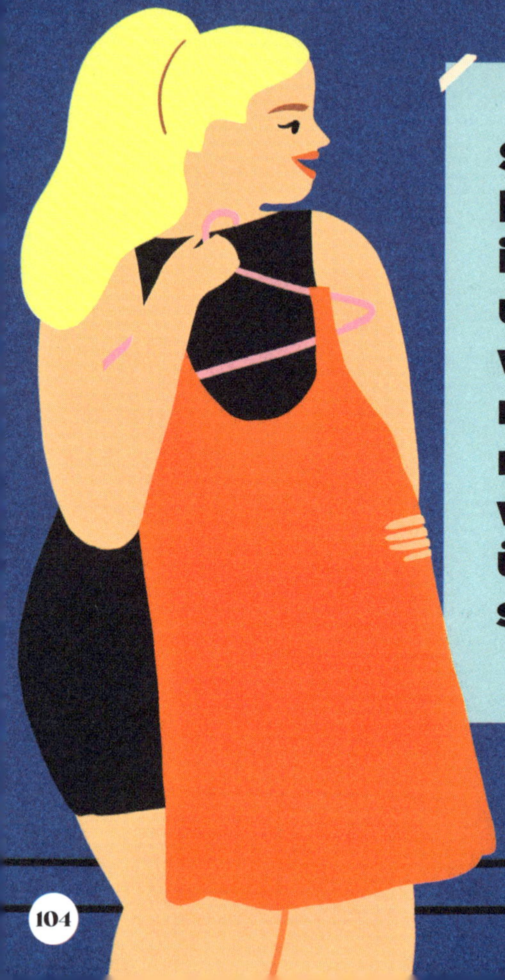

Schlussendlich habe ich mich mit ihnen hingesetzt und ihnen erklärt, was es mit mir macht, wenn ich mitbekomme, wie schlecht sie über ihre Körper sprechen.

Sie waren absolut entsetzt und versicherten mir, dass sie so nie über mich gedacht haben, einfach weil sie viel zu sehr mit negativen Gedanken über sich selbst beschäftigt waren. Während wir sprachen, fiel ihnen auf, dass sie sich durch solche Kommentare selbst schlecht fühlten. **Body-Talk tut niemandem gut.** Wir erklärten unsere Wohnung zur Body-Talk-freien Zone. Danach war es viel schöner, wenn wir uns zum Ausgehen fertig machten.

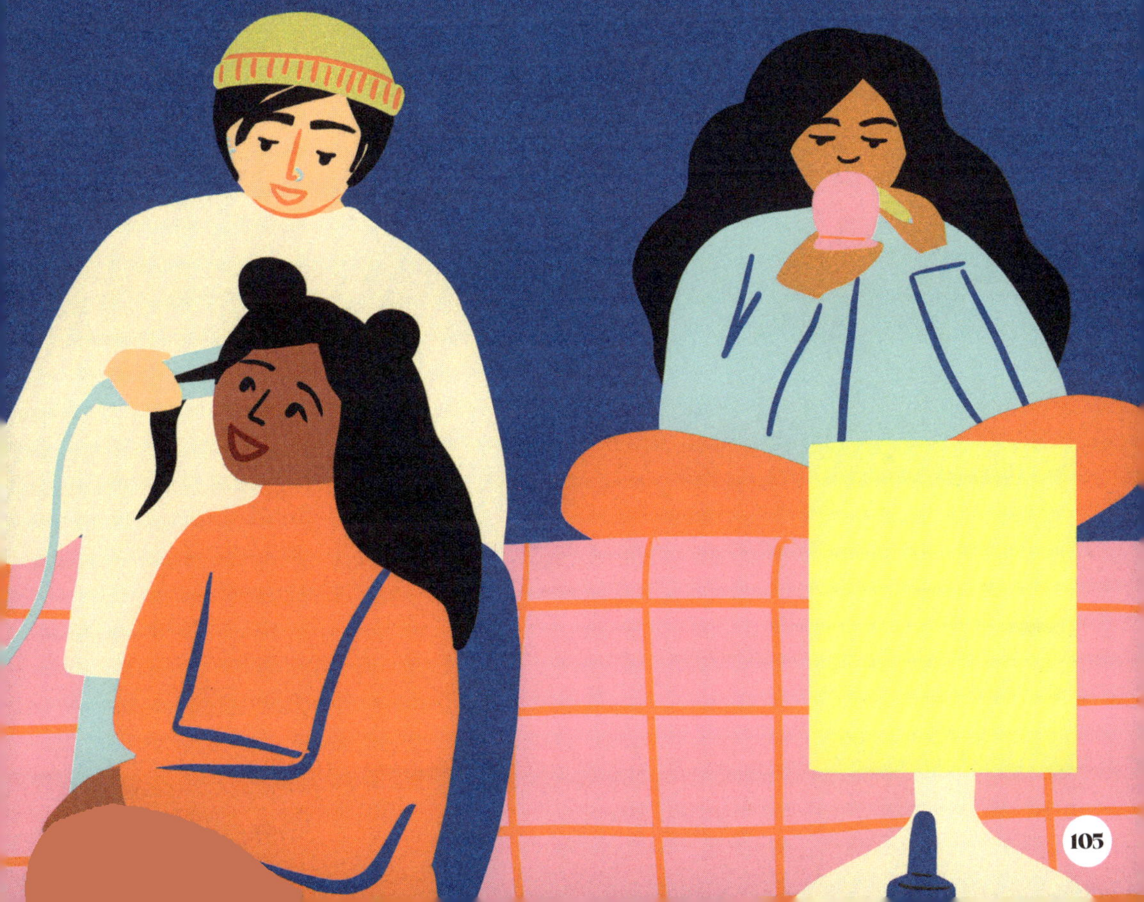

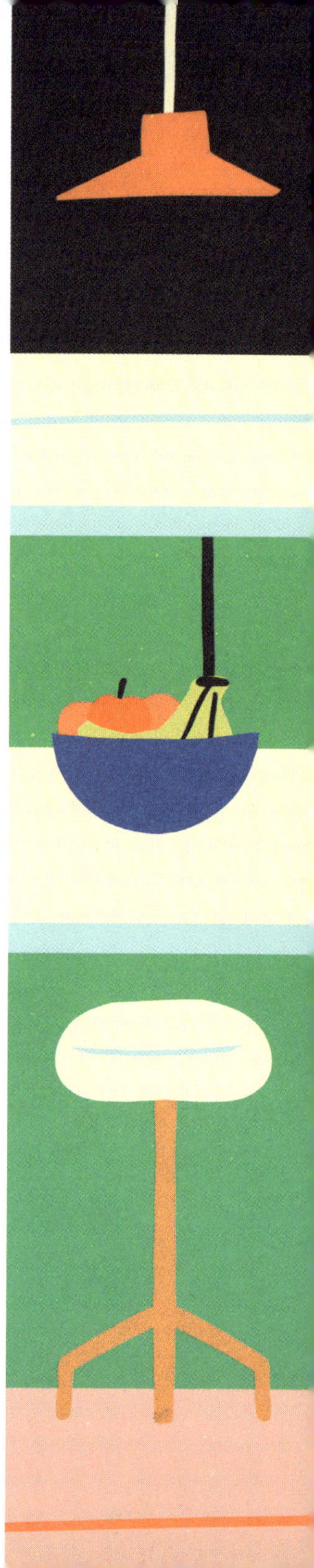

Leider finden die wenigsten Body-Talk problematisch, einfach weil wir so sehr daran gewöhnt sind und das Gesagte oberflächlich oft nett klingt. Zum Beispiel Aussagen wie: „Du siehst toll aus. Hast du abgenommen?“ Klingt erst mal wie ein Kompliment, aber denken wir mal darüber nach, welche Botschaft darin mitschwingt: Dünn sein ist besser als dick sein. **Was so ja nicht stimmt. Es ist nicht besser, es ist einfach anders.** Wer so etwas laut sagt, findet es offenbar okay, anderer Menschen Körper ungefragt zu kritisieren.

Wir können oft nicht wissen, was gerade in anderen Menschen vorgeht oder was bei ihnen los ist, noch weniger, warum sie aussehen, wie sie aussehen. Vielleicht haben sie wegen einer Krankheit oder zu viel Stress abgenommen. Oder aber sie haben eine Essstörung.

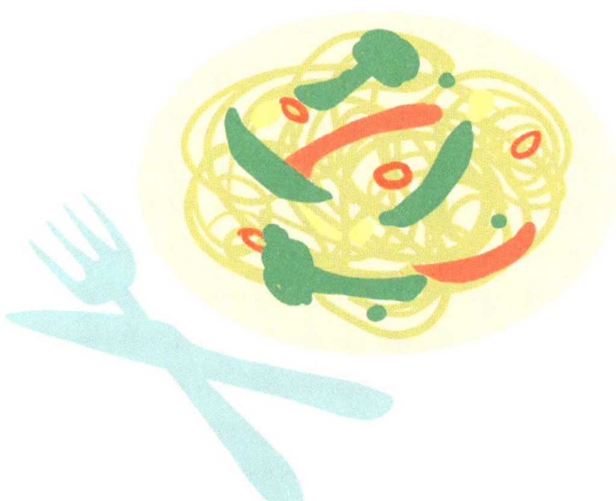

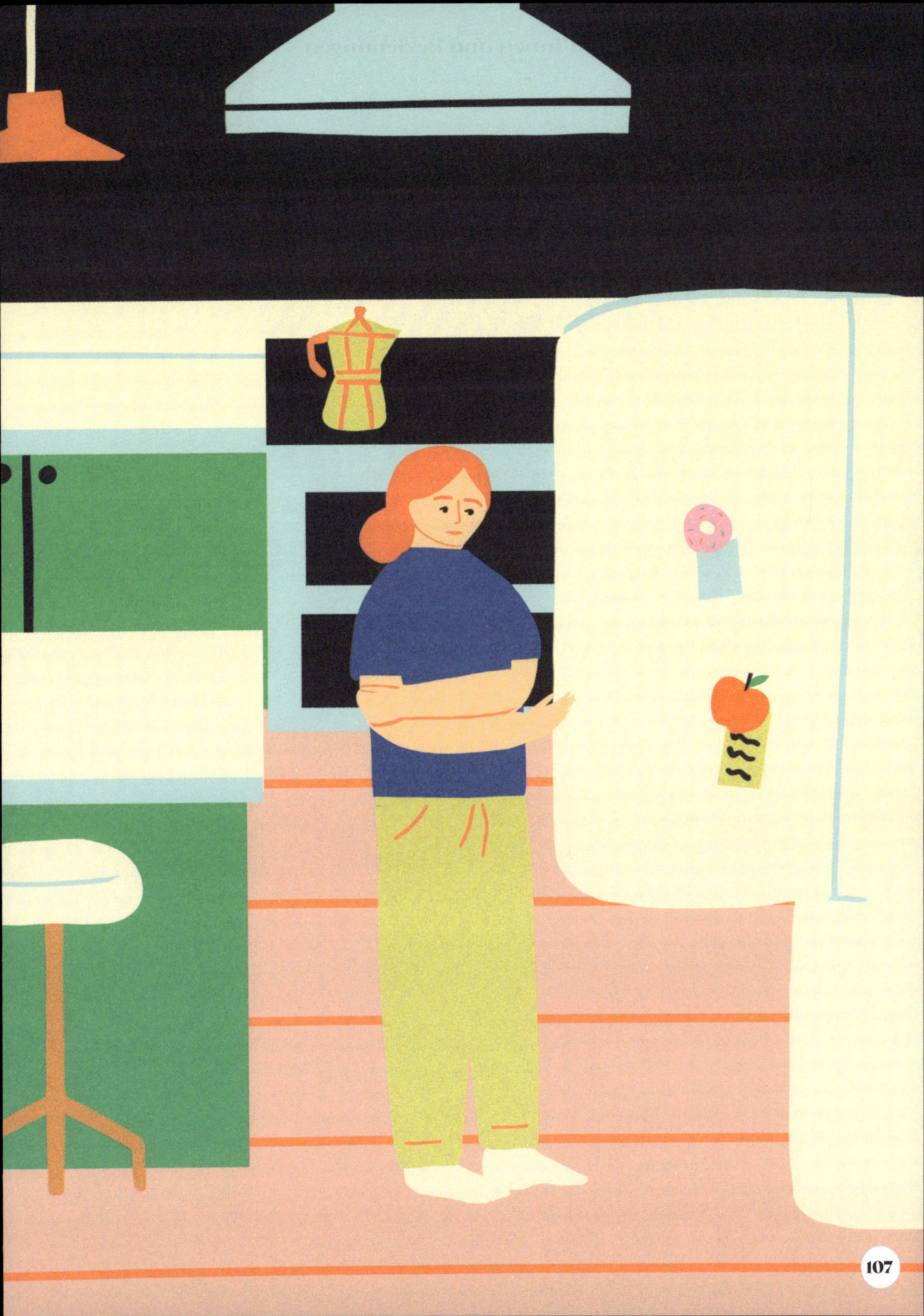

Sobald jemand unser Aussehen kommentiert, macht uns das bewusst, dass andere uns beurteilen. Das kann dazu führen, dass wir uns Gedanken machen, wie wir bisher aussahen oder wie wir aussehen sollten, damit wir gemocht oder attraktiv gefunden werden.

Denn all das kann unser körperliches Selbstbewusstsein verringern und zu wenig nützlichem Druck führen, auf diese oder jene Art aussehen zu müssen.

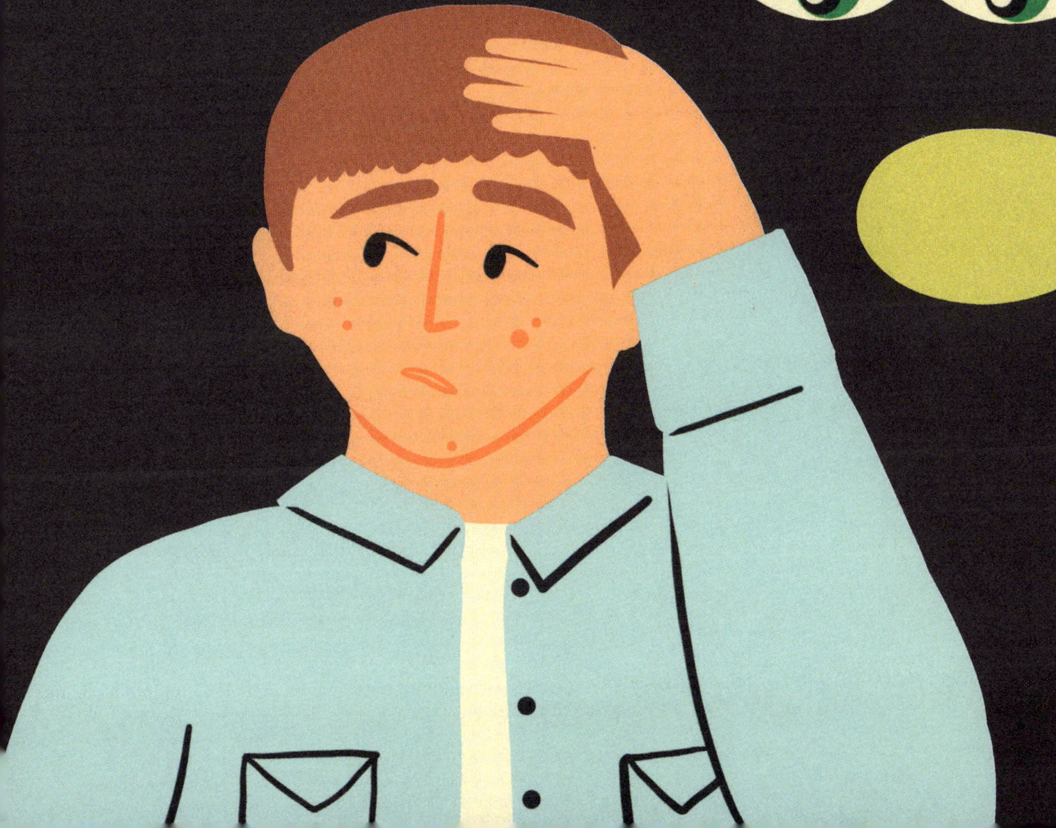

Selbstverständlich kann man auch ohne Body-Talk über Aussehen sprechen. Du könntest zum Beispiel sagen: „Wow, das Outfit steht dir super!“ So gibst du ein Kompliment, ohne dich auf Schönheitsideale zu berufen. Aber das braucht mitunter etwas Übung. Wenn es dir schwerfällt, Body-Talk zu vermeiden, **sag vielleicht erst einmal etwas, das nichts mit dem Aussehen zu tun hat** (zum Beispiel: „Ich mag, wie liebevoll du bist.“ Oder: „Mit dir ist es immer so lustig.“)

Und eins nicht vergessen: Dicksein ist kein Gefühl!

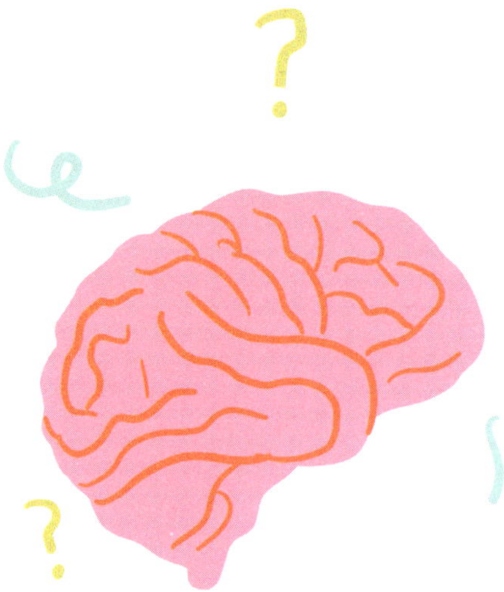

Dick ist ein Wort, das eine Körperform beschreibt. Genau wie klein, groß, zierlich, korpulent oder dünn. An sich ist es kein schlimmes Wort, sondern **eine neutrale Beschreibung.** Wenn du dich selbst oder jemand anderes dabei erwischst, dass ihr „Ich fühle mich so dick“ sagt, dann versucht mal, die Gefühle zu benennen, die zu dieser Aussage führen. Seid ihr traurig, müde, erschöpft, schämt ihr euch, oder ist euch etwas peinlich? Vielleicht fühlt ihr euch auch einfach nur satt nach einer großen Mahlzeit. **Wer die Gefühle benennen kann, die hinter dem Body-Talk stecken, versteht, worum es eigentlich geht,** was wiederum zu Gesprächen führen kann, in denen wir Unterstützung finden.

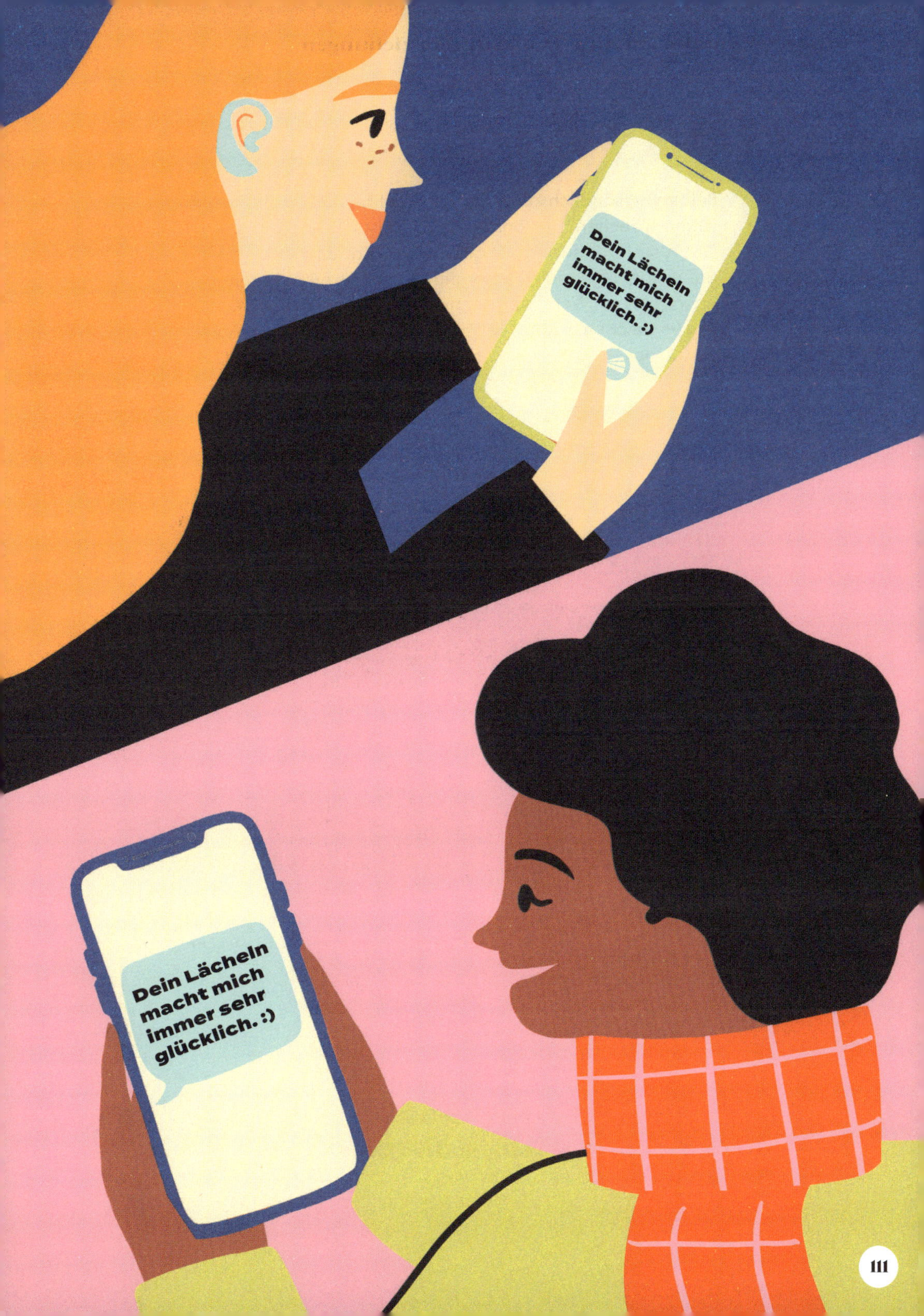
Dein Lächeln macht mich immer sehr glücklich. :)
Dein Lächeln macht mich immer sehr glücklich. :)

Mit Hänseleien umgehen

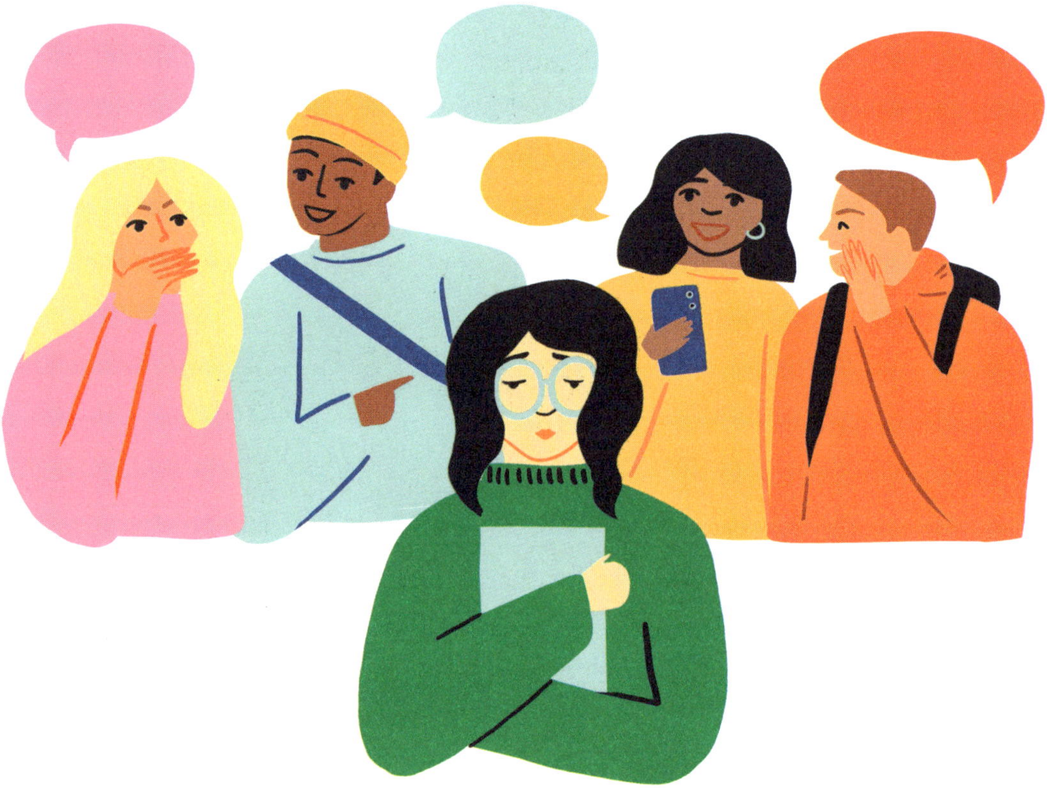

Der häufigste Grund für Hänseleien ist das Aussehen. Besondere Auslöser sind Gewicht, Größe, Hautfarbe, eine eventuelle Behinderung oder auffällige Narben oder Muttermale. Gehänselt wird überall, aber online etwas mehr, da die Menschen dort häufig weniger Hemmungen haben.

Es ist nie okay, jemanden wegen seines Aussehens zu hänseln oder zu mobben.

Es kann Schönheitsideale untermauern und so auch rassistisch, sexistisch oder **ableistisch** sein. Außerdem kann es zu geringer Body-Confidence, Stress und Ängsten führen und eine Menge anderer negativer Folgen haben.

Es gibt viele Gründe dafür, warum Menschen hänseln und mobben, indiskrete Fragen stellen oder wenig hilfreiche Kommentare über das Aussehen anderer machen. Oft steckt eine ganz natürliche Neugierde für ungewöhnliche Dinge dahinter. Wenn sie jemanden mit einer Lippenspalte, einem Hautausschlag oder eine Person mit fehlendem Körperteil sehen, kann es sein, dass sie starren oder unangemessene oder taktlose Fragen stellen. Vielleicht sind sie besorgt, oder sie wollen Ratschläge geben (was man bei Akne tun kann zum Beispiel), dabei verfügen sie aber womöglich nicht über das nötige Einfühlungsvermögen, um solche schwierigen Gespräche führen zu können, oder ihnen fehlt das Bewusstsein dafür, erst einmal abzufragen, ob ihre Ratschläge überhaupt gewünscht sind. Manche Menschen mobben andere, weil sie selbst gemobbt wurden oder weil sie wegen etwas anderem, das in ihnen passiert ist, traurig, wütend oder besorgt sind. **Verständnis für die Situation anderer zu haben, kann uns helfen, in solchen Momenten richtig zu reagieren.**

Es kann auch zu einer Art Gruppenzwang kommen, bei dem von dir erwartet wird, dass du dich anschließt oder zumindest zustimmst, wenn andere jemanden wegen dessen oder deren Aussehen hänseln. Manchmal wirkt es vielleicht leichter, nichts zu tun. Aber wenn du dich sicher fühlst, **möchte ich dich dazu ermuntern, all deinen Mut zusammenzunehmen und dich für deine Freund*innen und andere Menschen einzusetzen,** indem du den Mobbenden erklärst, dass ihr Verhalten nicht in Ordnung ist. Ein paar Anregungen dazu findest du ab Seite 116.

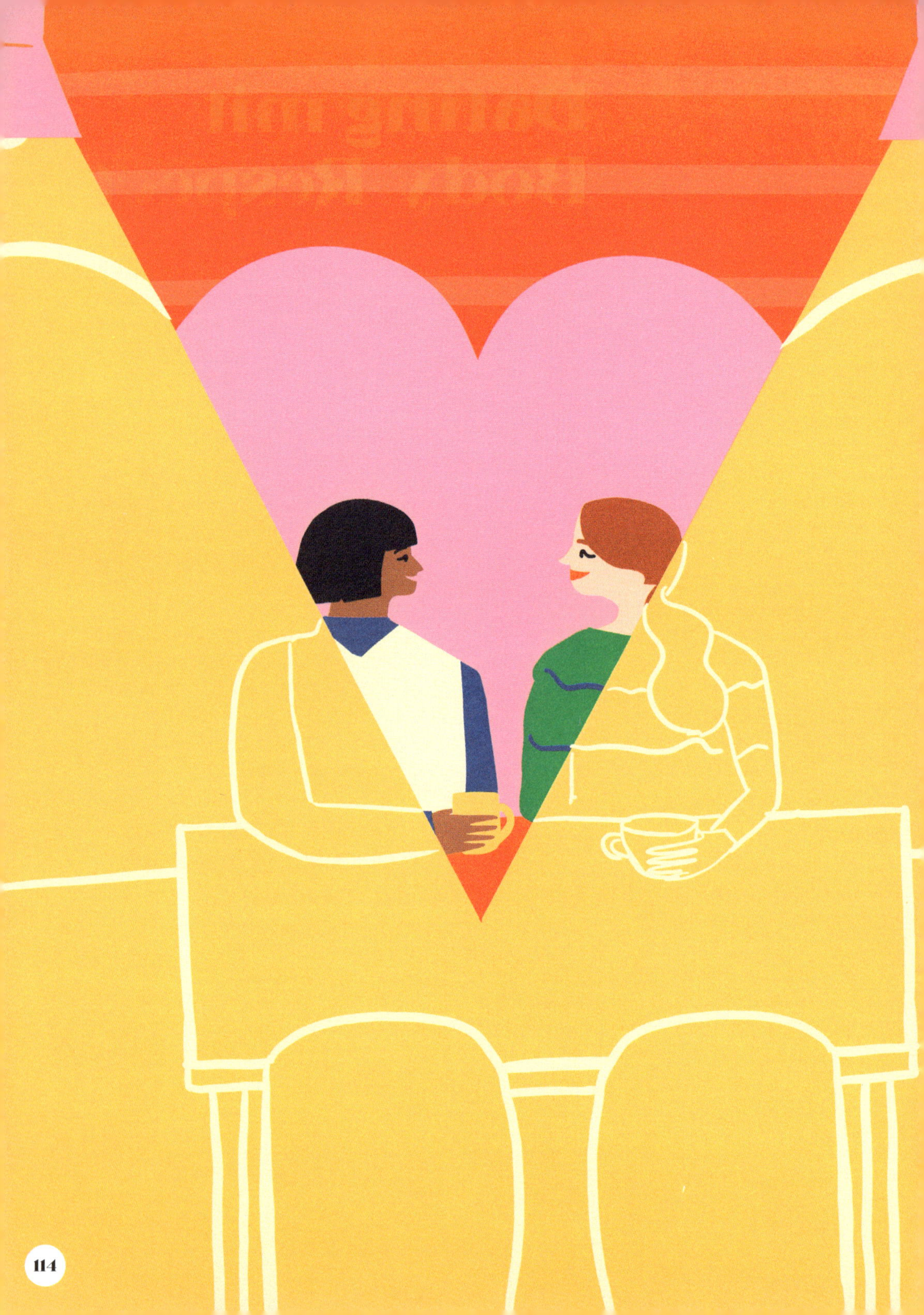

Dating mit Body-Respect

Egal, ob du schon datest oder das erst noch vorhast, es ist nie zu früh, über **Body-Respect** in Beziehungen nachzudenken. Eine Möglichkeit wäre, in intimen Momenten genau auf die Bedürfnisse und Signale deines Körpers zu achten. **Finde heraus, was sich gut für dich anfühlt und was nicht.** Sag anderen, was du magst, und erkundige dich auch nach ihren Vorlieben. **Es ist wichtig, dass wir gehört werden, wenn wir darüber sprechen, was in uns und unseren Körpern vorgeht.** Wenn wir sagen, dass sich etwas falsch oder nicht gut anfühlt, dann sollten unsere Partner*innen darauf Rücksicht nehmen und erst einmal aufhören. Unsere Körper wissen, was gut für uns ist. Umgekehrt gilt das genauso. Wir müssen die Grenzen unseres Gegenübers respektieren. Grenzen und Freiwilligkeit sind wichtig für körperliches Selbstbewusstsein.

Wenn du in die Pubertät kommst oder eine Beziehung anfängst, ist es normal, neugierig auf Sex zu sein. Vielleicht stößt du im Internet auf Pornografie. Vergiss nicht, dass das Gezeigte nicht der Realität entspricht. Die Beteiligten werden für die Darstellung bezahlt und machen das nicht zwingend, weil sie es genau so mögen. Oft wird auf Kondome oder andere Verhütungsmittel verzichtet, die nötig sind, um sich vor sexuell übertragbaren Krankheiten zu schützen. Viele der Darsteller*innen hatten Schönheitsoperationen und haben sich die Körperbehaarung entfernen lassen. Deshalb ist es unrealistisch, wenn du davon ausgehst, dass dein*e Partner*in so aussieht oder das Gleiche tut wie die Menschen in den Pornos. Genauso wenig sollte dein*e Partner*in das von dir erwarten!

Wenn du dich gezwungen fühlst, etwas an deinem Erscheinungsbild oder Aussehen zu verändern, dann wäre es ratsam, deine Beziehung zu überdenken. **Du verdienst einen Menschen, der dich deinetwegen liebt – und auch deinen Körper, so wie er ist!**

Suche dir Partner*-innen, die deinen Körper akzeptieren, respektieren und wertschätzen.

* **Das erste Mal Sex haben Jugendliche durchschnittlich mit 17 Jahren,** allerdings zeigt die jüngste Forschung, dass er danach nicht regelmäßig stattfindet.[24] Es ist wichtig, dass du weißt, wie alt du in deinem Land sein musst, um mit einem anderen Menschen sexuell aktiv sein zu dürfen. Laut Gesetz musst du in Deutschland mindestens 14 Jahre alt sein, sofern dein*e Sexualpartner*in nicht älter als 21 Jahre alt ist. In Österreich liegt das gesetzliche Mindestalter ebenfalls bei 14 Jahren, allerdings darf der Altersabstand zu Sexualpartner*innen, die über 18 Jahre alt sind, nicht mehr als fünf Jahre betragen. Ab 16 Jahren ist es in beiden Ländern und auch in der Schweiz grundsätzlich erlaubt, mit älteren Partner*innen Sex zu haben. Aber selbst wenn du jünger bist, hast du ein Recht darauf, vertraulich über Verhütung und sexuelle Gesundheit informiert zu werden. Leider gibt es immer noch Länder, die **LGBTQIA+**-Personen diskriminieren, weil dort der Sex mit Menschen des gleichen Geschlechts gesetzlich verboten ist. Menschenrechtsorganisationen wie der Human Dignity Trust arbeiten hart daran, dass diese Gesetze abgeschafft werden. **Vergiss nicht: Jede sexuelle Handlung ohne Einwilligung deines Gegenübers ist illegal, egal welchen Alters.**

Tipps und Anregungen: Wie du Beziehungen mit körperlichem Selbstbewusstsein aufbaust

Wehre dich gegen Body-Talk

- Erklärt einen bestimmten Ort als Body-Talk-freie Zone. Ihr könnt euch auch etwas Schönes einfallen lassen, was es lustig macht, euer Verhalten zu ändern (ihr könntet zum Beispiel einen Euro in eine Spardose stecken, wenn jemandem doch mal ein Kommentar rausrutscht, und wenn die Dose voll ist, macht ihr zusammen was Cooles damit).

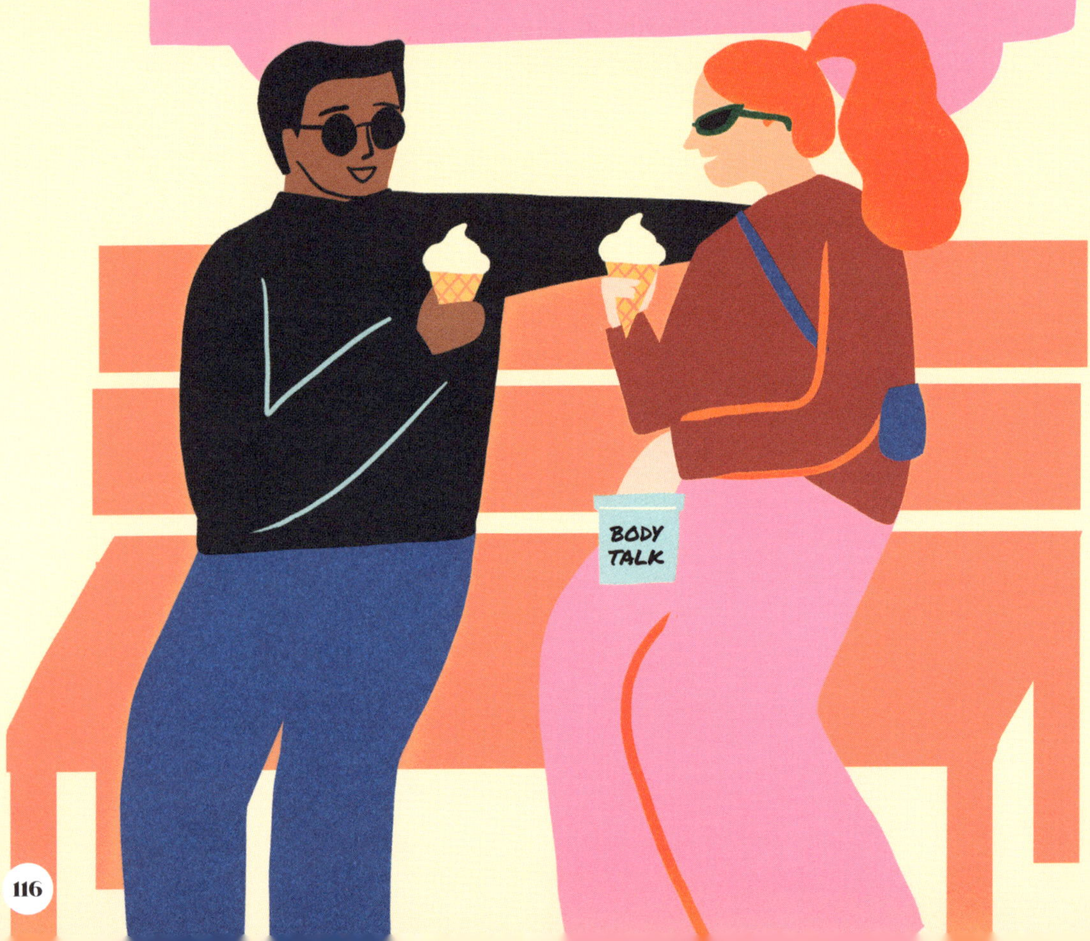

- Überlegt euch schon mal, wie man auf solche Sprüche reagieren könnte (zum Beispiel: „Es ist langweilig, die ganze Zeit nur über unser Aussehen zu reden. Wollen wir nicht mal über was anderes sprechen?“, „Ich habe beschlossen, das Aussehen anderer nicht länger zu kommentieren. Ich möchte einfach eine angenehme Atmosphäre, und ich will niemanden diskriminieren“, „Mir liegt echt viel an dir, ich möchte gern über was anderes als über unser Aussehen reden“).

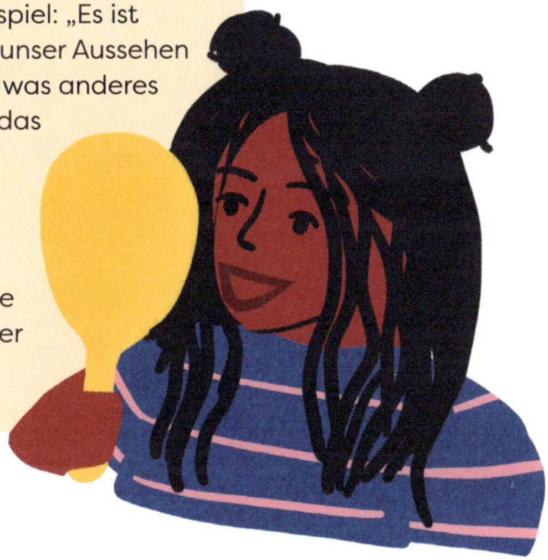

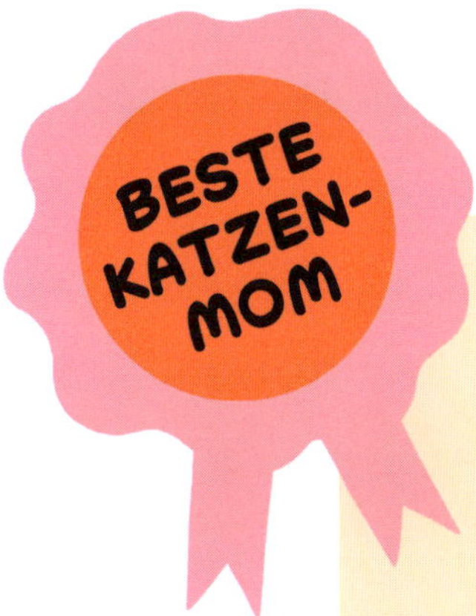

- Statt in den sozialen Medien zu kommentieren, wie jemand auf einem Foto aussieht, schreib einfach Freund*innen eine Direktnachricht und sag ihnen, was du an ihnen bewunderst, das aber nichts mit ihrem Aussehen zu tun hat.

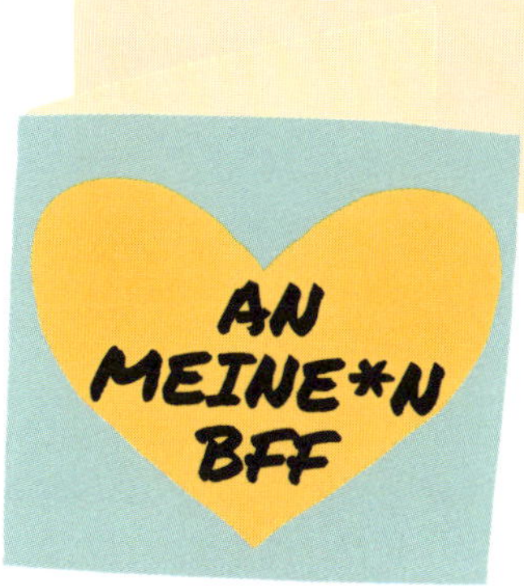

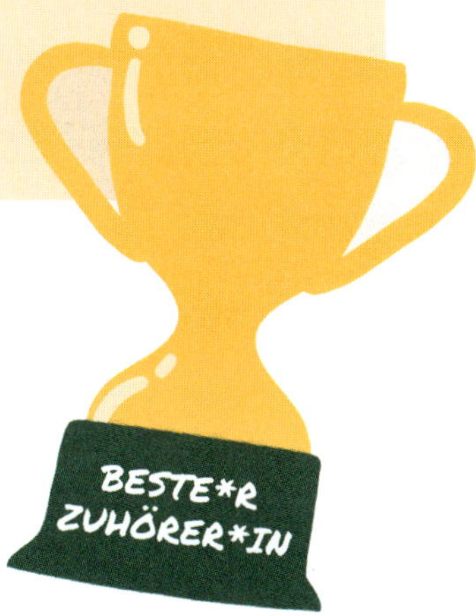

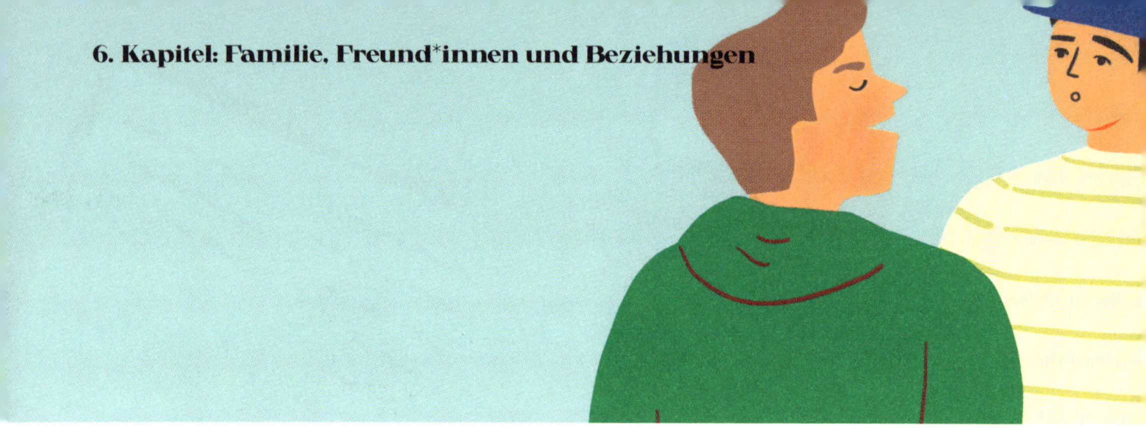

Wie du mit Hänseleien und Mobbing umgehst

Überleg dir etwas, das du erwidern kannst

- Wenn du emotional reagierst, kann das deine*n Mobber*in zum Weitermachen ermutigen. Bleib ruhig, werde nicht auch abfällig. Eine negative oder aggressive Reaktion verpufft meist, wenn sie nicht gut ausformuliert ist. Oder, schlimmer noch, es kommt zu einem Hin und Her der Beleidigungen und des Body-Talks.
- Sag einfach „Was auch immer“ oder „Wie du meinst“, und wenn es ein Kommentar in den sozialen Medien ist, setz einfach ein grinsendes Emoji darunter, um zu verdeutlichen, wie wenig dich das betrifft.
- Weise darauf hin, dass der Kommentar nicht in Ordnung ist, und bitte darum, damit aufzuhören (zum Beispiel: „Das ist gemein, hör bitte auf damit“).
- Wechsle das Thema (zum Beispiel: „Ich habe Akne, viele in unserem Alter haben Akne. Können wir über was Interessanteres sprechen?“).

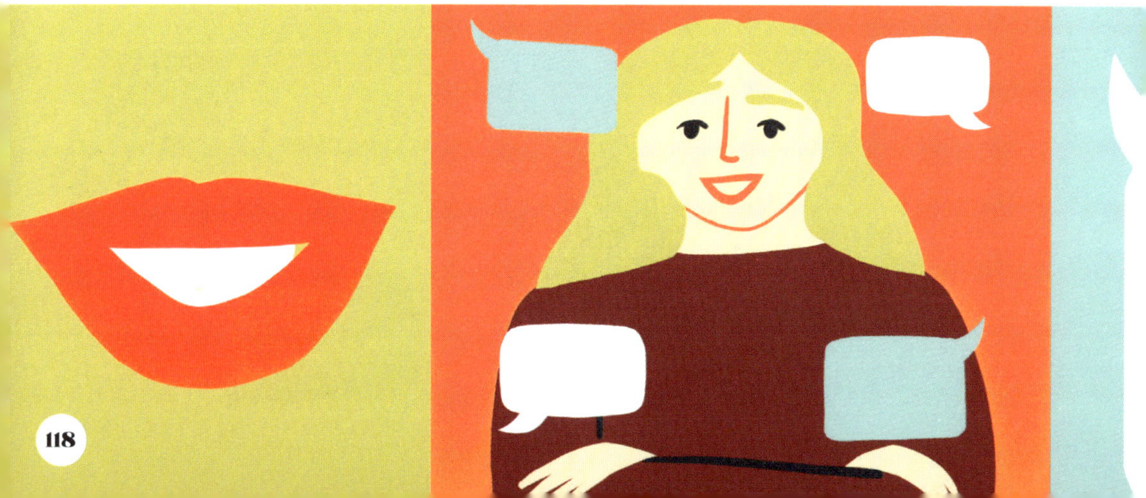

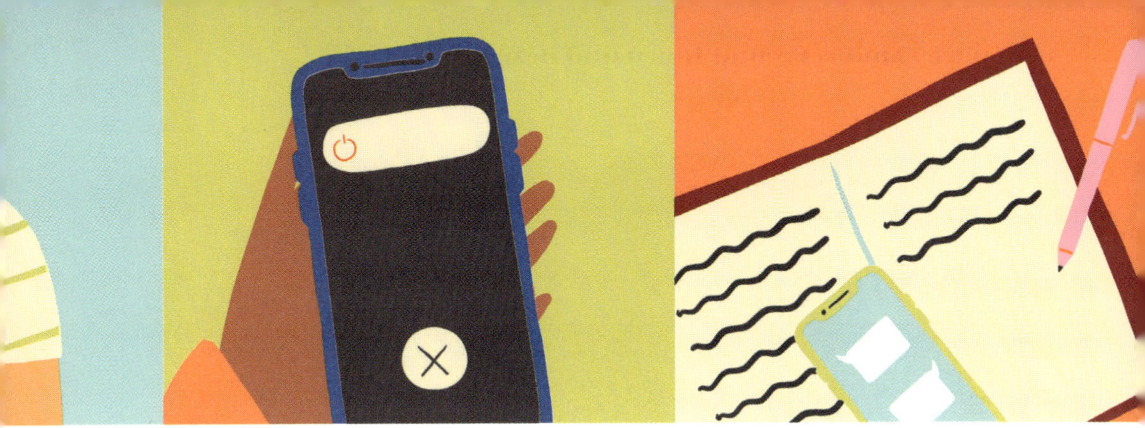

- Lächle und versuch's mit Humor (zum Beispiel: „Hast du ein Problem mit meinem Gewicht? Ich nämlich nicht").

Führ Buch

- Schreib dir jedes Mal auf, wenn so etwas passiert. Mit Datum und Uhrzeit und wer sonst noch dabei war, was genau gesagt oder getan wurde. Wenn es online war, mach Screenshots. Dann hast du etwas in der Hand, wenn du es melden willst.

Melde es

- Wende dich an einen Menschen, dem du vertraust. Sprich mit Freund*innen, einem Familienmitglied oder einer anderen erwachsenen Person, der du vertraust.
- Wenn es online passiert ist, blockiere oder schalte den betreffenden Account stumm, ändere deine Privatsphäre-Einstellungen und melde den Kommentar.

Mach eine Pause

- Verbringe Zeit mit Leuten, die dich mögen und die gut zu dir sind.

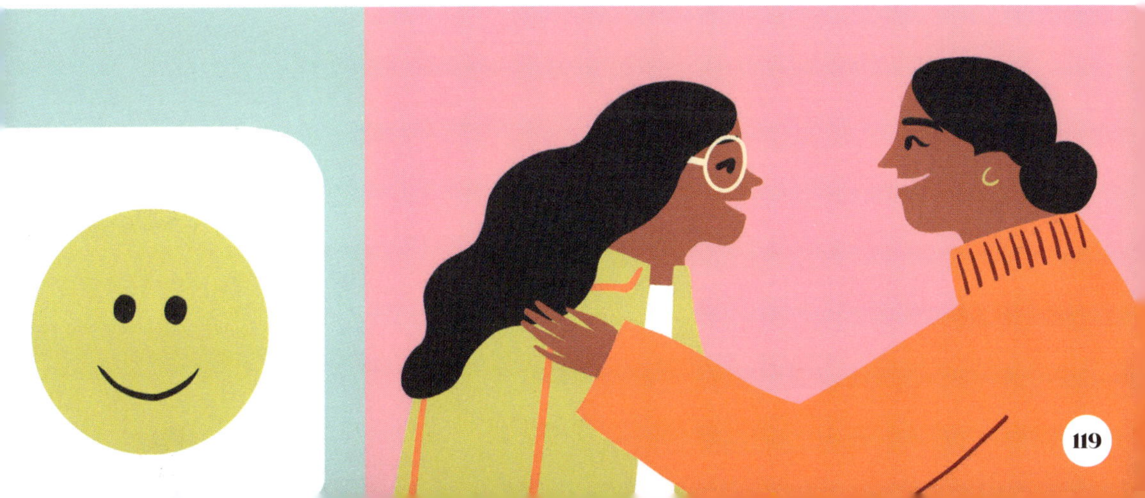

7. Kapitel:

Wie man Communitys mit Body-Confidence erschafft

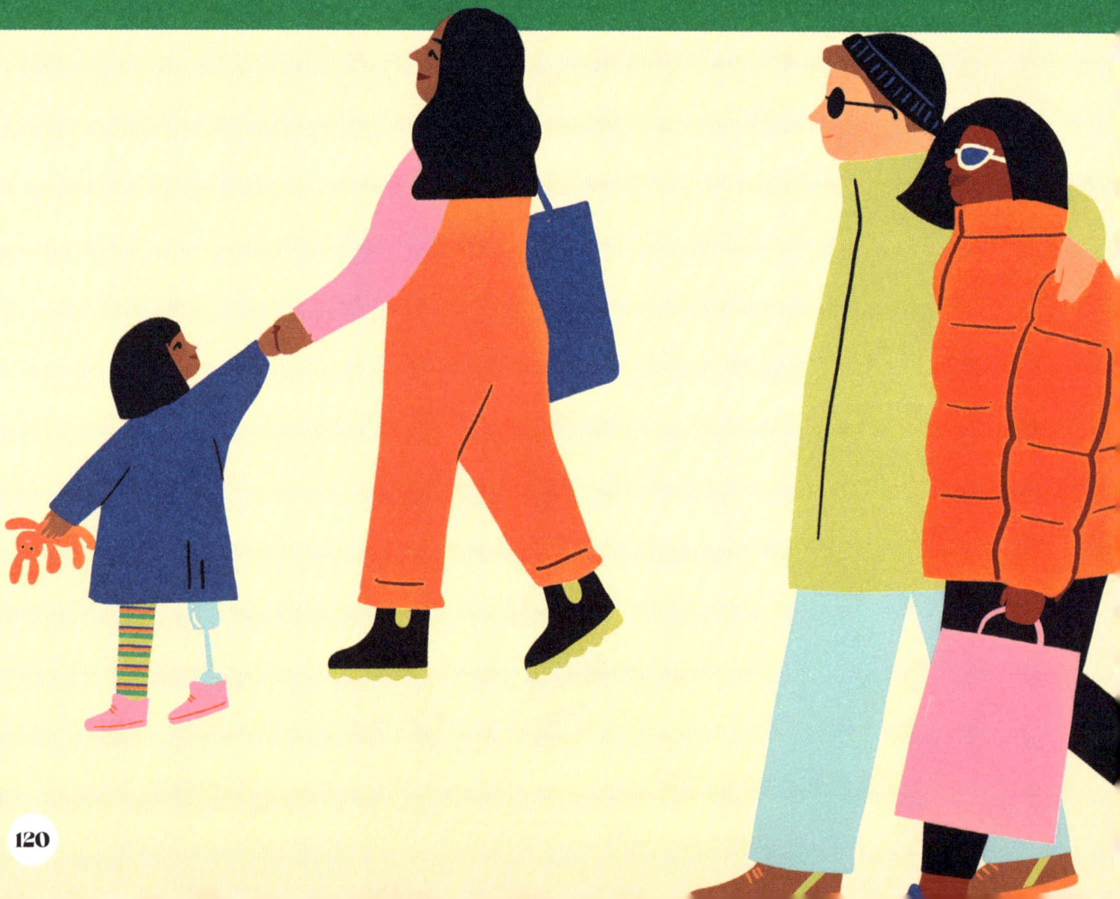

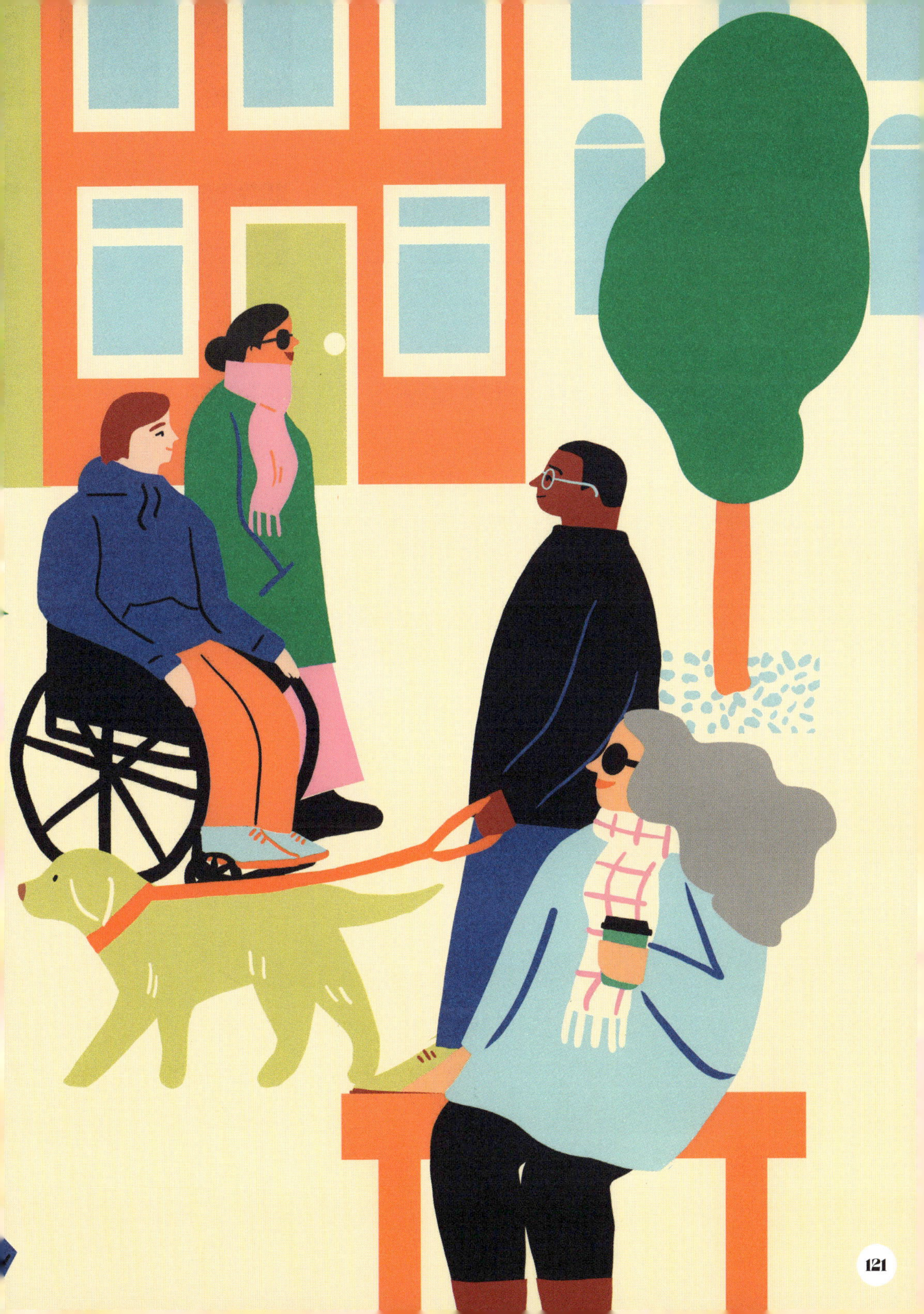

Jetzt möchte ich dich einladen, dir zu überlegen, wie du das, was du in diesem Buch gelernt hast, mit den Menschen in deinem Leben teilen kannst, die dir wichtig sind – also Freund*innen, Familie und der Gesellschaft an sich.

Wenn wir Schönheitsideale zurückweisen und eine fairere, gleichberechtigtere Gesellschaft aufbauen, sorgen wir für eine Welt, in der sich alle in ihren Körpern wohlfühlen und ihrer Persönlichkeit genau so Ausdruck verleihen können, wie sie wollen.

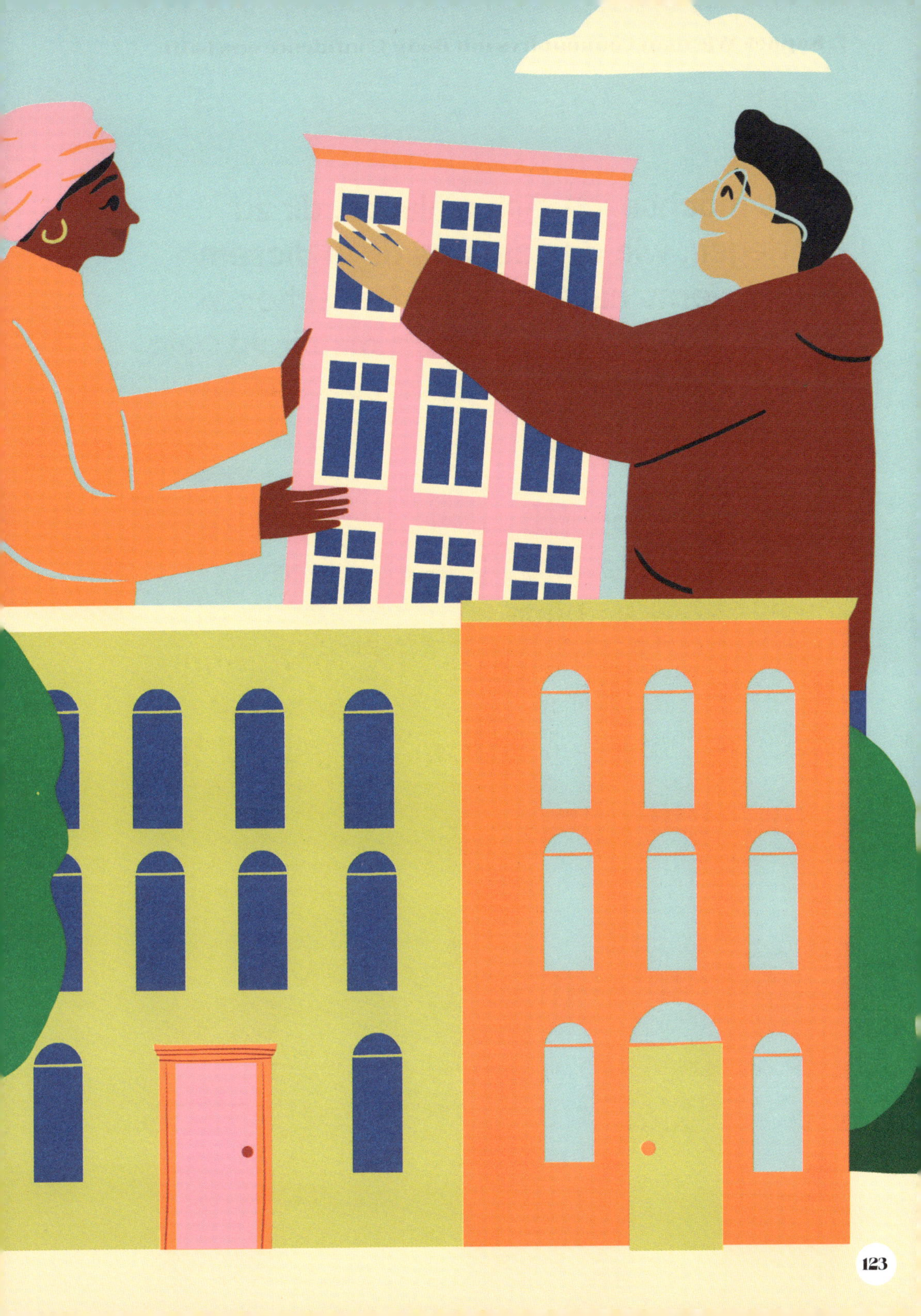

Body-Aktivismus

Zum Aktivismus zählt alles, was wir machen, um gesellschaftliche Veränderungen zu bewirken. Darunter fallen Demonstrationen wie die Pride-Paraden und solche, um den Klimawandel aufzuhalten, aber auch wählen zu gehen, eine Petition zu unterschreiben, die sich für gleichen Lohn einsetzt, oder einen Post darüber zu schreiben, wie wichtig es ist, auf seine psychische Gesundheit zu achten.

Studien zeigen, dass Aktivismus nicht nur der Gesellschaft guttut, sondern auch unser eigenes Wohlbefinden steigert![25]

Body-Aktivismus ist alles, was du unternimmst, um Schönheitsideale anzufechten und Stereotypen in deiner Gesellschaft zu reduzieren. **Indem du teilst, was du in diesem Buch gelernt hast, kannst du Communitys mit höherer Body-Confidence schaffen und dabei deine eigene erhöhen.** Dennoch ist es wichtig zu wissen, dass jede Form von Aktivismus überwältigend und ermüdend sein kann. Fang also am besten klein an, pass gut auf dich selbst auf und lege regelmäßig Pausen ein. Versuch, deine Freund*innen und Familienmitglieder dafür zu gewinnen. Es macht immer mehr Spaß und ist wirkungsvoller, wenn man nicht allein ist.

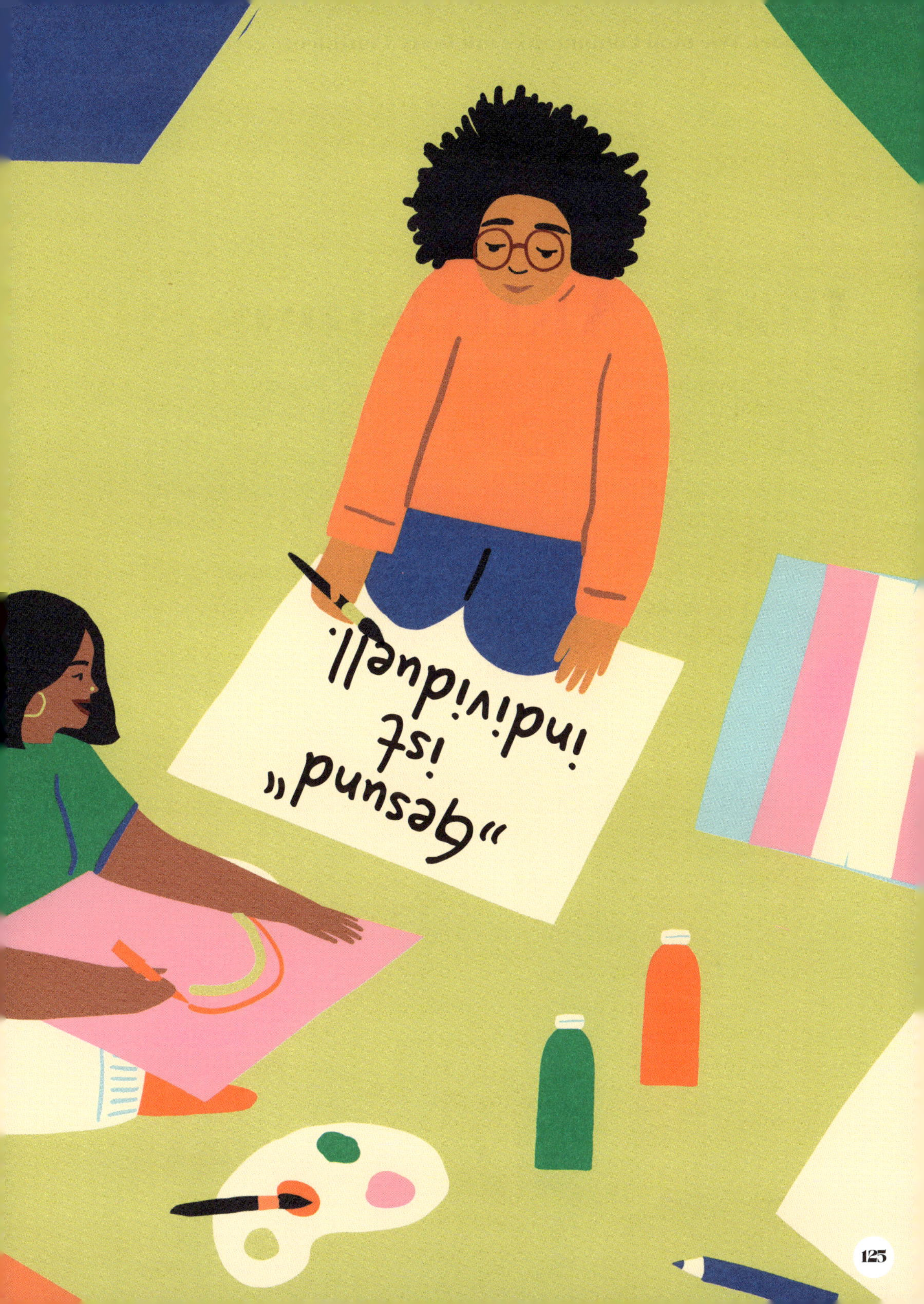
„Gesund"
ist
individuell.

Und vergiss nicht die Worte der Anthropologin Dr. Margaret Mead:

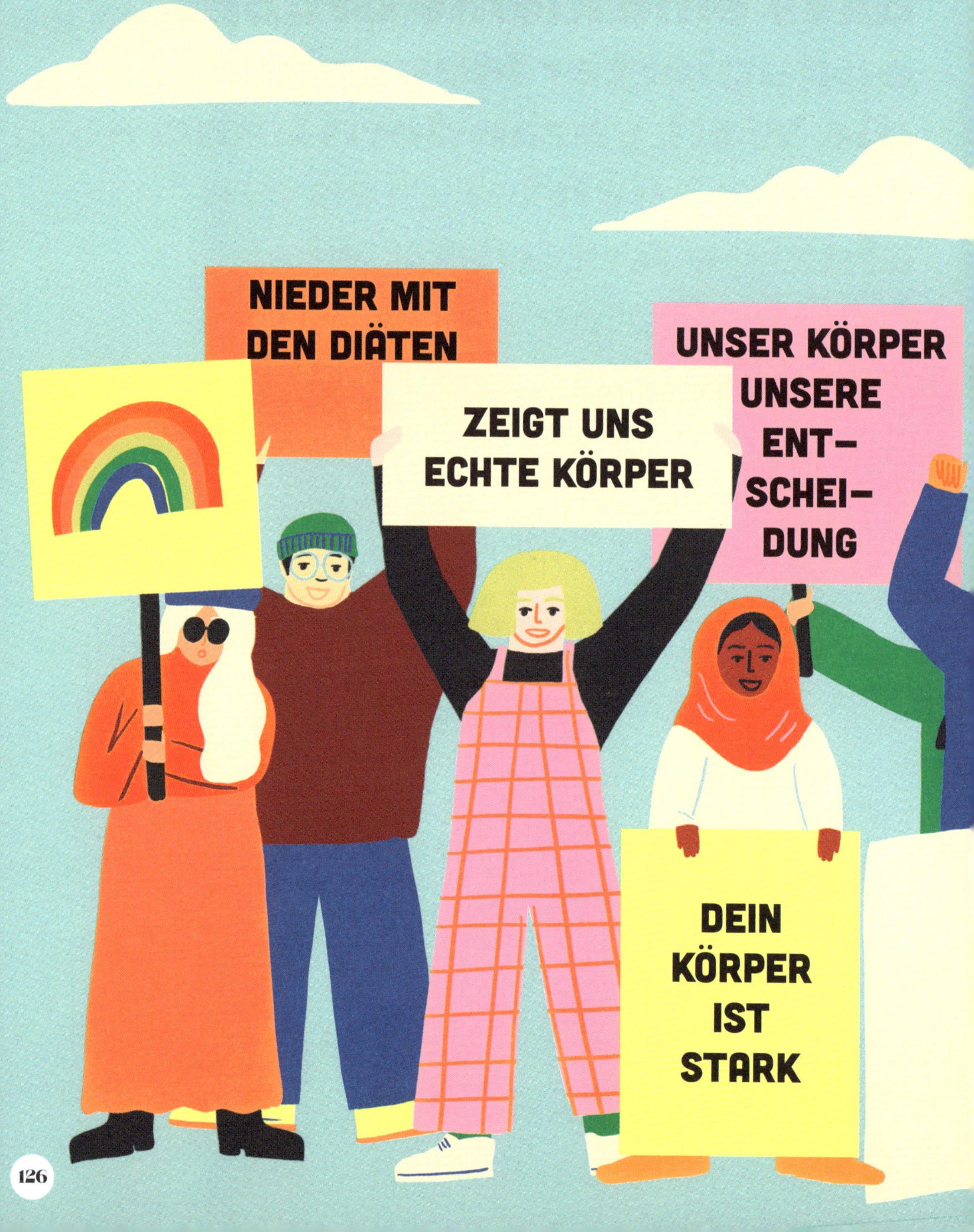
NIEDER MIT DEN DIÄTEN
ZEIGT UNS ECHTE KÖRPER
UNSER KÖRPER UNSERE ENT-SCHEI-DUNG
DEIN KÖRPER IST STARK

„Zweifle nie daran, dass eine kleine Gruppe engagierter Menschen die Welt verändern kann – tatsächlich ist dies die einzige Art und Weise, in der die Welt jemals verändert wurde.“[26]

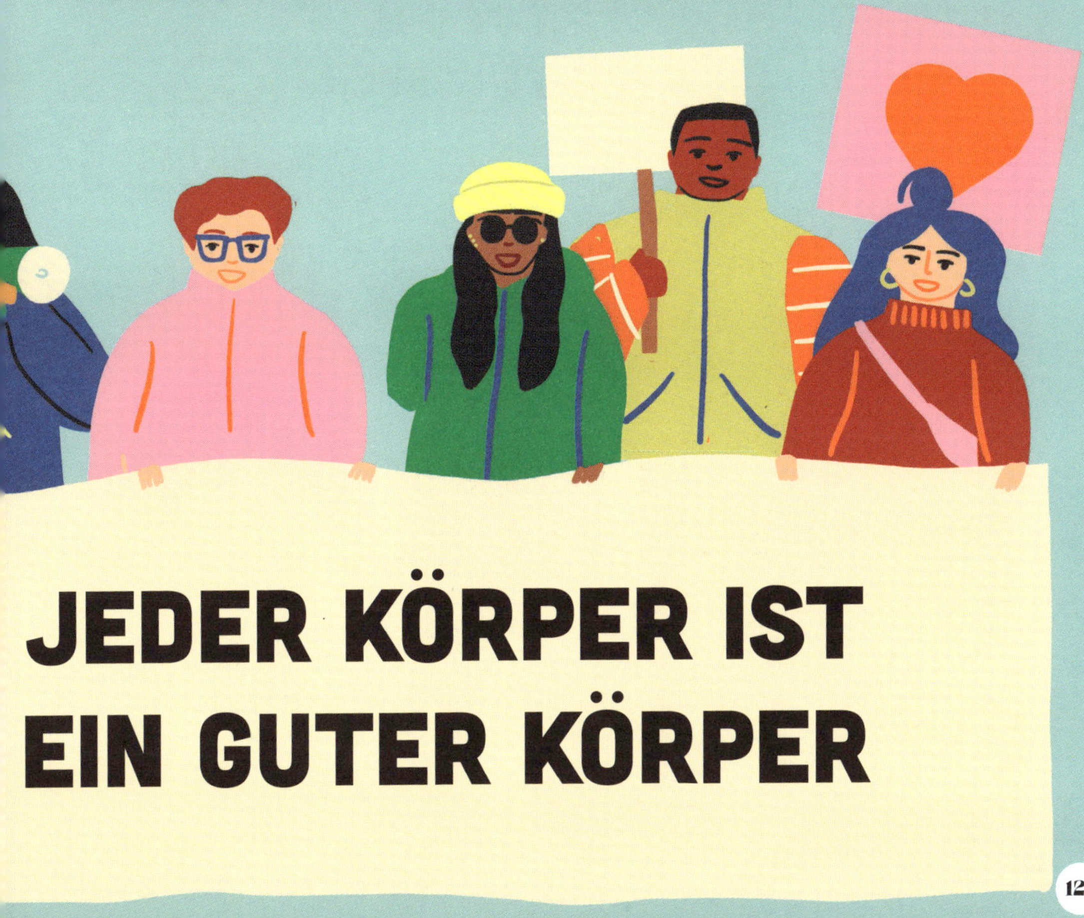

Wie kannst du Menschen helfen, denen du im Alltag begegnest?

Alle von uns können viele kleine Schritte befolgen, um eine Kultur der Body-Confidence in unserem Alltag zu erschaffen.

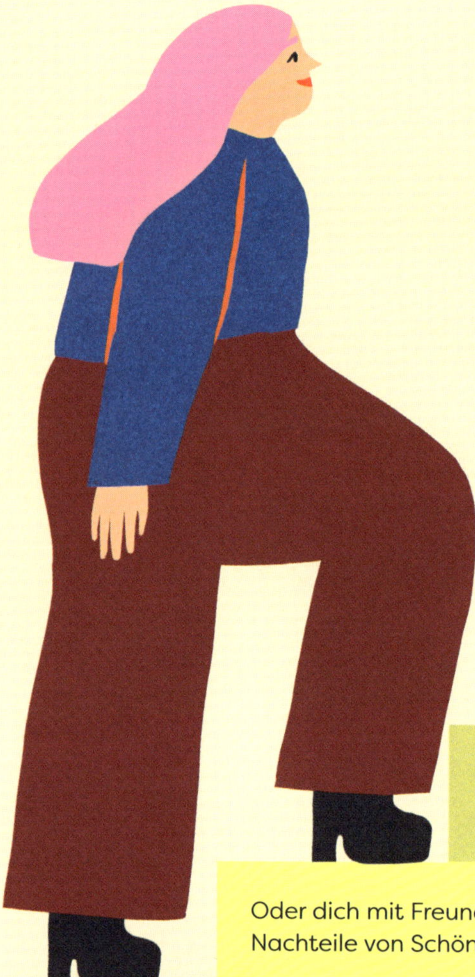

Zum Beispiel könntest du auf Body-Talk verzichten.

Oder dich mit Freund*innen und Familie über die Nachteile von Schönheitsidealen unterhalten.

Oder die Tipps aus diesem Buch teilen, die du hilfreich findest.

Oder die sozialen Medien nutzen, um Erfolge von Menschen zu teilen, die du bewunderst, die aber nichts mit ihrem Aussehen zu tun haben.

Kleine Taten führen auf lange Sicht zu großen Veränderungen, wenn du sie regelmäßig vollbringst.

Oder statt den Kindern in deinem Umfeld zu sagen, wie hübsch/süß/niedlich sie sind, darauf hinweisen, wie witzig, intelligent, kreativ und mutig du sie findest.

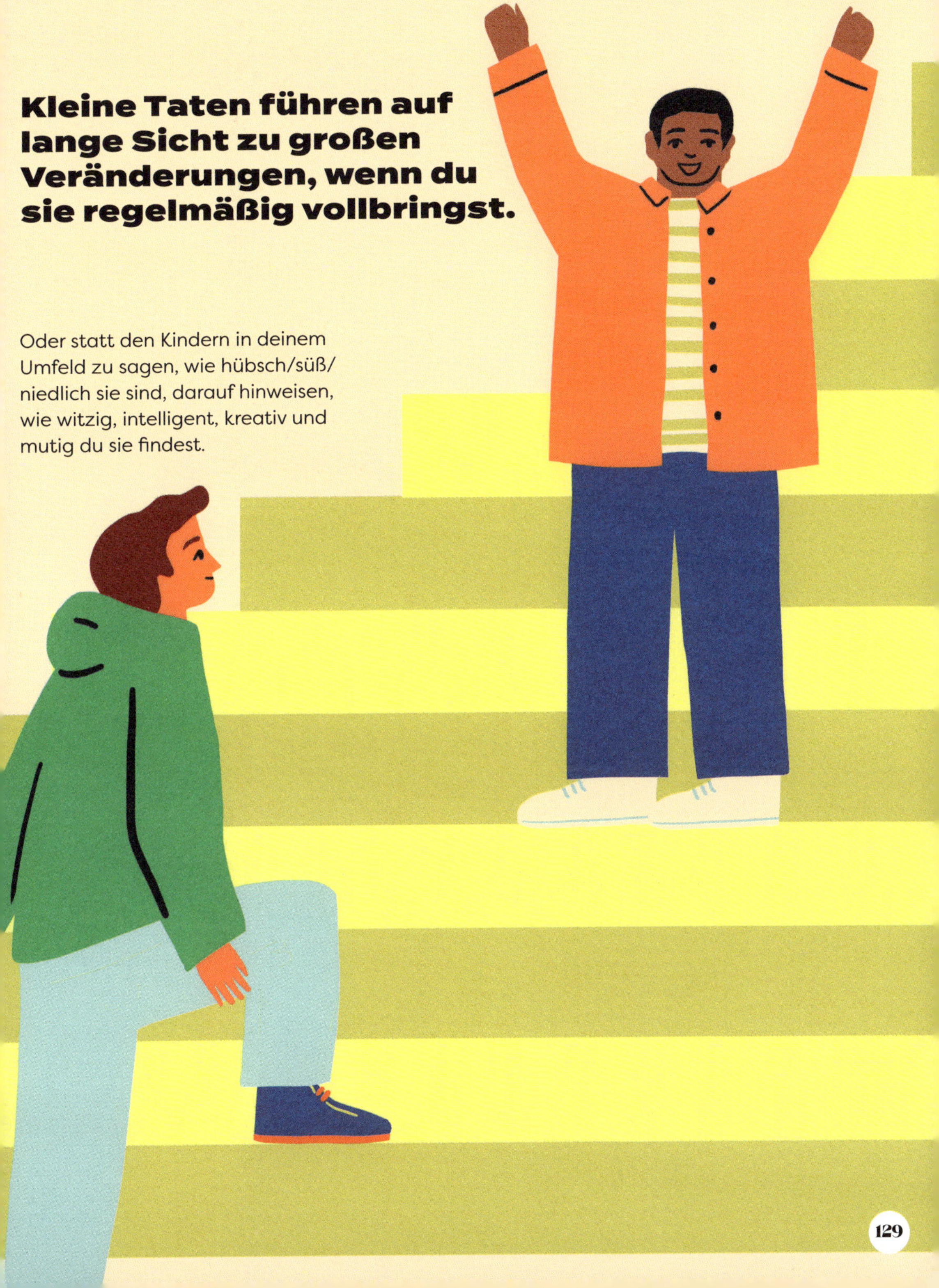

Wir alle tragen dazu bei, dass Klischees aufrechterhalten werden, deshalb können wir auch alle etwas gegen sie tun. Wir können uns nicht darauf verlassen, dass die Menschen in unserem Umfeld etwas sagen werden. **Deshalb ist es wichtig, dass wir alle auf Diskriminierung hinweisen, wenn wir sie mitbekommen und es sicher ist, etwas dagegen zu sagen.**

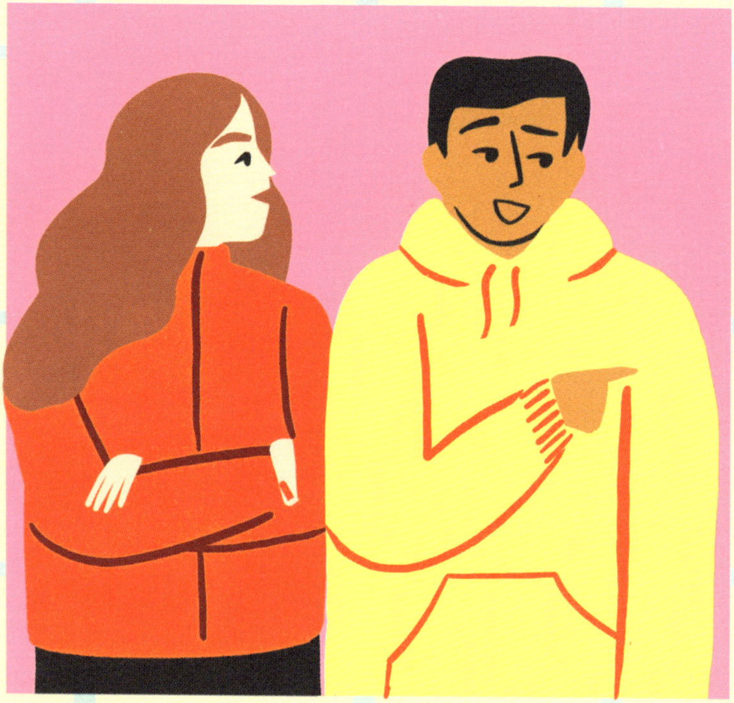

Benennen

Sag vielleicht: „Das ist gemein und nicht lustig. So was kannst du gar nicht nur aus dem Aussehen schließen."

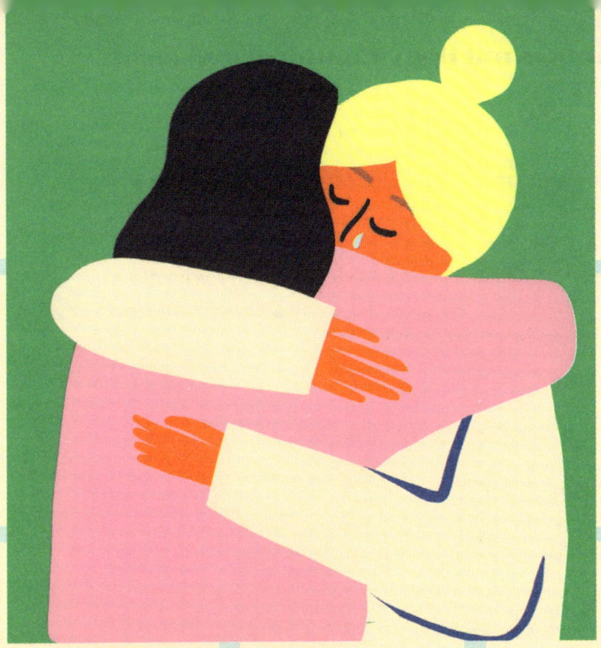

Unterstützen

Frag den Menschen, der betroffen ist, ob alles okay ist, und sag ihm, dass dir etwas an ihm liegt.

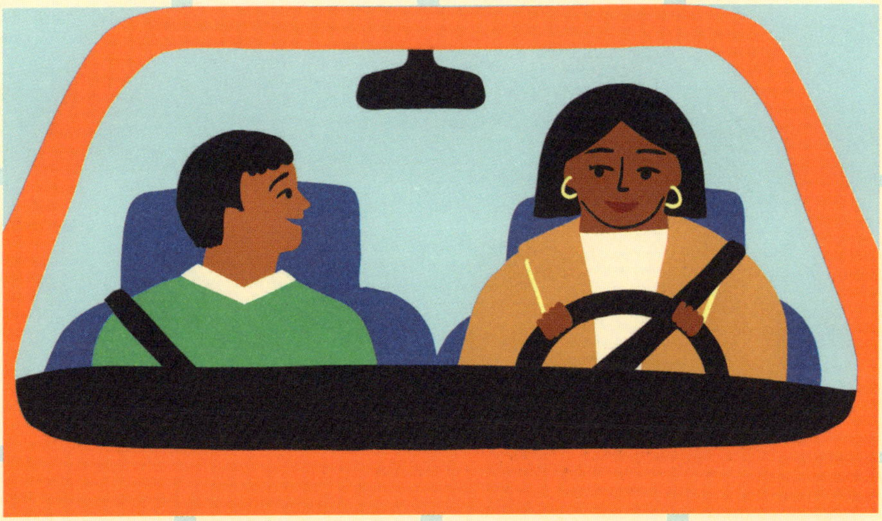

Melden

Erzähl einer erwachsenen Person davon, der du vertraust, und bitte sie um Hilfe.

Was kannst du sonst noch tun?

Es gibt viele Möglichkeiten, Body-Confidence zu fördern.

Frag doch mal die verantwortlichen Erwachsenen an deiner Schule oder im örtlichen Sportverein, wie sie Body-Confidence fördern. Es gibt viele wissenschaftlich fundierte Programme und Unterrichtspläne, die frei verfügbar, witzig und von Lehrer*innen, Trainer*innen, Betreuer*innen und Eltern leicht umsetzbar sind, um das körperliche Selbstbewusstsein Jugendlicher zu fördern und zu stärken. Bitte um ein Treffen oder schreib ihnen eine Mail, und erkläre ihnen dann, wie wichtig es ist, Body-Confidence zu fördern, was wiederum zu einer gesünderen und glücklicheren Gemeinschaft führt. Zeig ihnen dazu gern die Liste am Ende dieses Buchs.

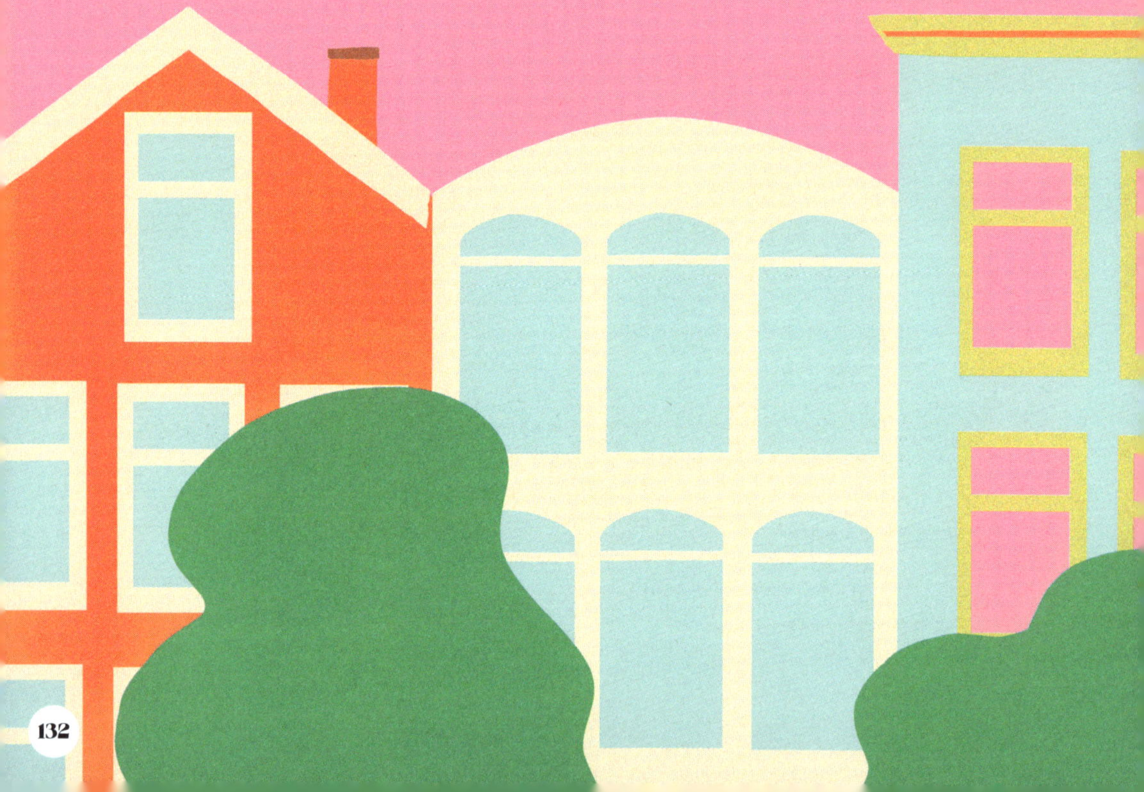

Viele von uns haben das beste Mittel für Aktivismus in der Hand: ein Handy mit Internetverbindung.

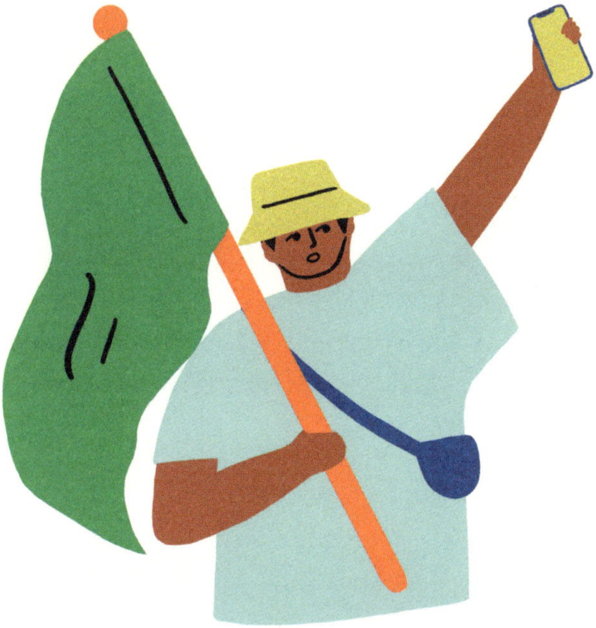

Die sozialen Medien sind eine großartige Möglichkeit, Influencer*innen, Organisationen, Journalist*innen, Stars und Marken zur Rede zu stellen, die Schönheitsideale und Klischees fördern. Wenn du einen Post siehst, der genau das tut, setze einen Kommentar, der beleuchtet, wieso das problematisch ist und warum dir ein inklusiverer und selbstwertstärkenderer Ansatz wichtig wären. **Schreibe in respektvollem und freundlichem Ton, der ist am wirkungsvollsten.** Tagge deine Freund*innen und bitte sie um Unterstützung. Du kannst die sozialen Medien auch nutzen, um Organisationen hervorzuheben und zu unterstützen, die Vielfalt fördern und sich für Veränderungen einsetzen. **Like, speichere und teile ihre Posts und erzähle anderen, dass sie deiner Meinung nach gute Arbeit leisten.**

Wir können uns auch an die Lokalpolitik und an Regulierungsbehörden für Werbung und Medien wenden, damit sie Konzepte entwickeln, um Body-Confidence zu betonen, statt Diskriminierung und aussehensbasierte Vorurteile zu fördern. Dazu könnten Verbote von Werbungen gehören, die unrealistische Schönheitsstandards, Rollenklischees und die Sexualisierung und Objektifizierung von Menschen und ihren Körpern abbilden. Du könntest dich auch für Gesetzesänderungen einsetzen, die Diskriminierung aufgrund des Aussehens (zum Beispiel wegen Größe oder Gewicht) unterbinden, oder versuchen umzusetzen, dass Influencer*innen-Werbung transparenter sein muss.

Finde erst einmal heraus, welche Regierungsvertreter*innen für deinen Ort zuständig sind. Frag sie via Mail oder Post in den sozialen Medien, wie sie sich gerade für eine bessere Body-Confidence einsetzen. Schreib ihnen, warum körperliches Selbstbewusstsein so wichtig ist für Communitys, in denen es gesund und fair zugeht. Bitte um Antwort.

Vergiss nicht, dass es ihre Aufgabe ist, dich und deine Community in der Regierung zu vertreten. Dazu müssen sie dir aber auch erst einmal zuhören, also sei nicht schüchtern!

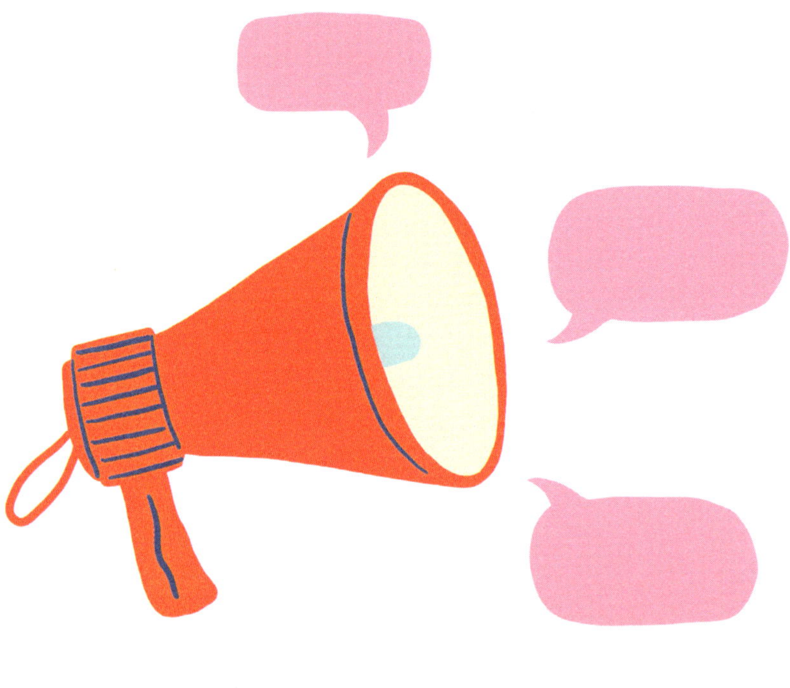

Dies sind nur ein paar wenige Anregungen, wie wir andere dazu bewegen können, ihre Körper wertzuschätzen, zu respektieren und sich in ihnen zu Hause zu fühlen. Schnapp dir deine Freund*innen, deine Familie und werdet gern selbst kreativ, findet eigene Ideen. Macht euch einen Plan, setzt euch einen Stichtag und formuliert eure Ziele. Du könntest dich sogar an deinen örtlichen Fernsehsender oder die Zeitung wenden oder eine Kampagne in den sozialen Medien starten! Die Anregungen der folgenden Seiten könnten dir eine Richtung vorgeben.

Viel Glück!

Anregungen: Wie du Körper-Aktivist*in wirst

Geh die Anregungen dieses Kapitels mit deinen Freund*innen durch und überlegt euch, wie ihr die Körper-Aktivist*innen eurer Community sein könnt.

Beantworte die folgenden fünf Fragen:

1. Welches Problem möchtest du lösen, um die Body-Confidence in deiner Community zu steigern? (Zum Beispiel Hänseleien an der Schule.)

2. Wieso ist dir ausgerechnet dieses Problem wichtig? (Zum Beispiel schädigt Hänseln und Mobbing das Selbstbewusstsein der Betroffenen, wirkt sich negativ auf ihre Psyche aus und sorgt dafür, dass sie sich weniger beteiligen.)

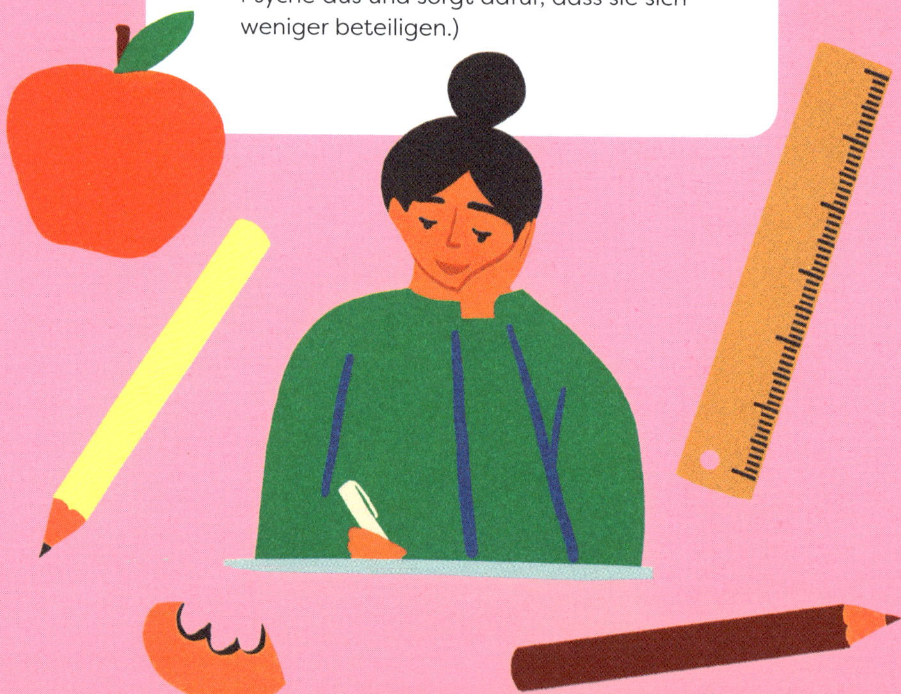

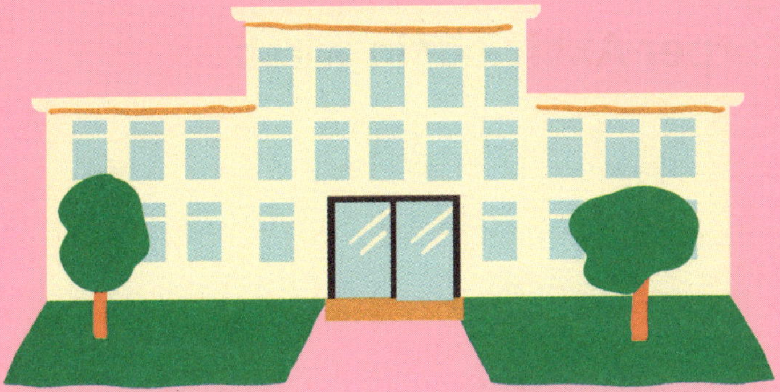

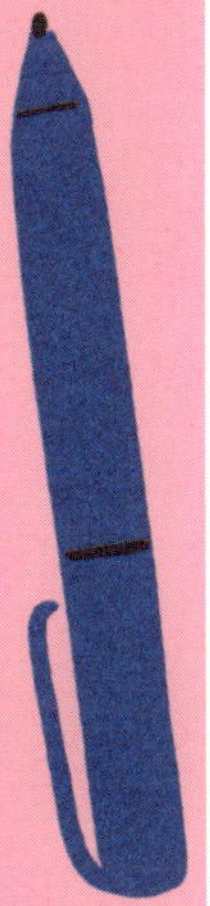

3. Wer trifft die Entscheidungen, die dieses Problem beheben können? (Zum Beispiel Lehrer*innen, Schulpersonal.)

4. Was soll diese Ansprechperson deiner Meinung nach tun, um das Problem zu lösen? (Zum Beispiel neue Schulregeln aufstellen, um gegen Hänseleien vorzugehen, in einer Veranstaltung darüber informieren.)

5. Wie willst du zu dieser Ansprechperson Kontakt aufnehmen? (Zum Beispiel in der Pause einen Termin mit der Schulleitung vereinbaren.)

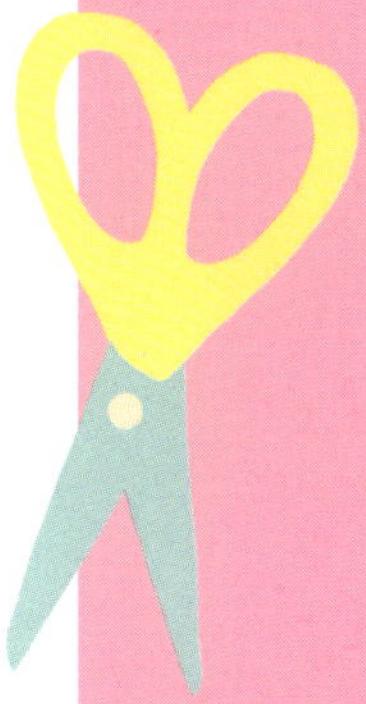

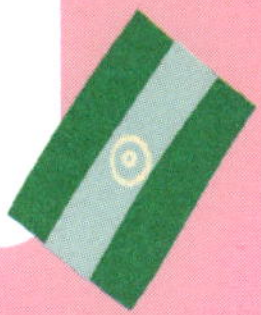

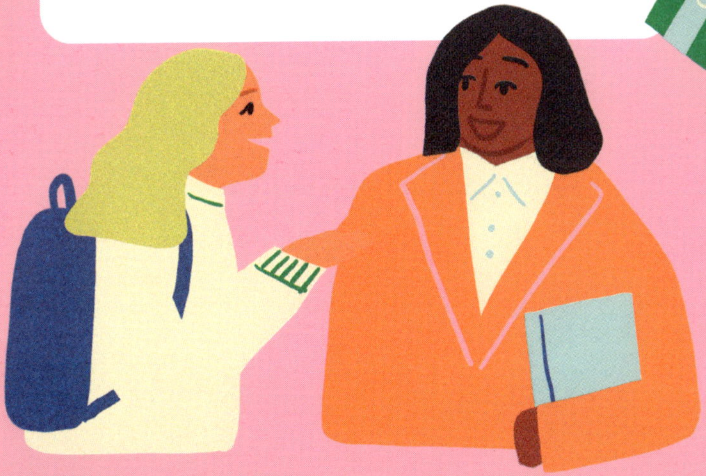

Vielleicht können dir diese englischsprachigen Materialien dabei helfen, deine Kampagne zu planen:

- Die *World Association for Girl Guides and Girl Scouts* hat mit dem *Dove Self-Esteem Project* ein Programm entwickelt, das gratis einen Leitfaden zum Download bereithält, der dir helfen kann, dein Projekt zu entwickeln:
  www.free-being-me.com/wp-content/media/Map-Older.pdf

- *Plan International* bietet eine Reihe von Videotutorials, die dir verschiedene Ansätze erklären, wie du aktiv werden kannst, unter anderem auch, wie du Regierungsvertreter*innen zum Zuhören bewegen und eine Kampagne für die sozialen Medien aufbauen kannst.
  www.youtube.com/watch?v=UlabpTGdbew&list=PLsjV6DAmCINwlKV6k9zHkHdgmGvSudujZ

- Das *STRIPED Advocacy Playbook* ist eine Schritt-für-Schritt-Anleitung, die zeigt, wie man vorgehen kann, um Gesetze und Gesetzgebung zu verändern. Der Fokus liegt dabei auf den USA, aber viele der Arbeitsblätter und Materialien sind hilfreich, egal wo auf der Welt du dich befindest:
  www.hsph.harvard.edu/striped/advocates/

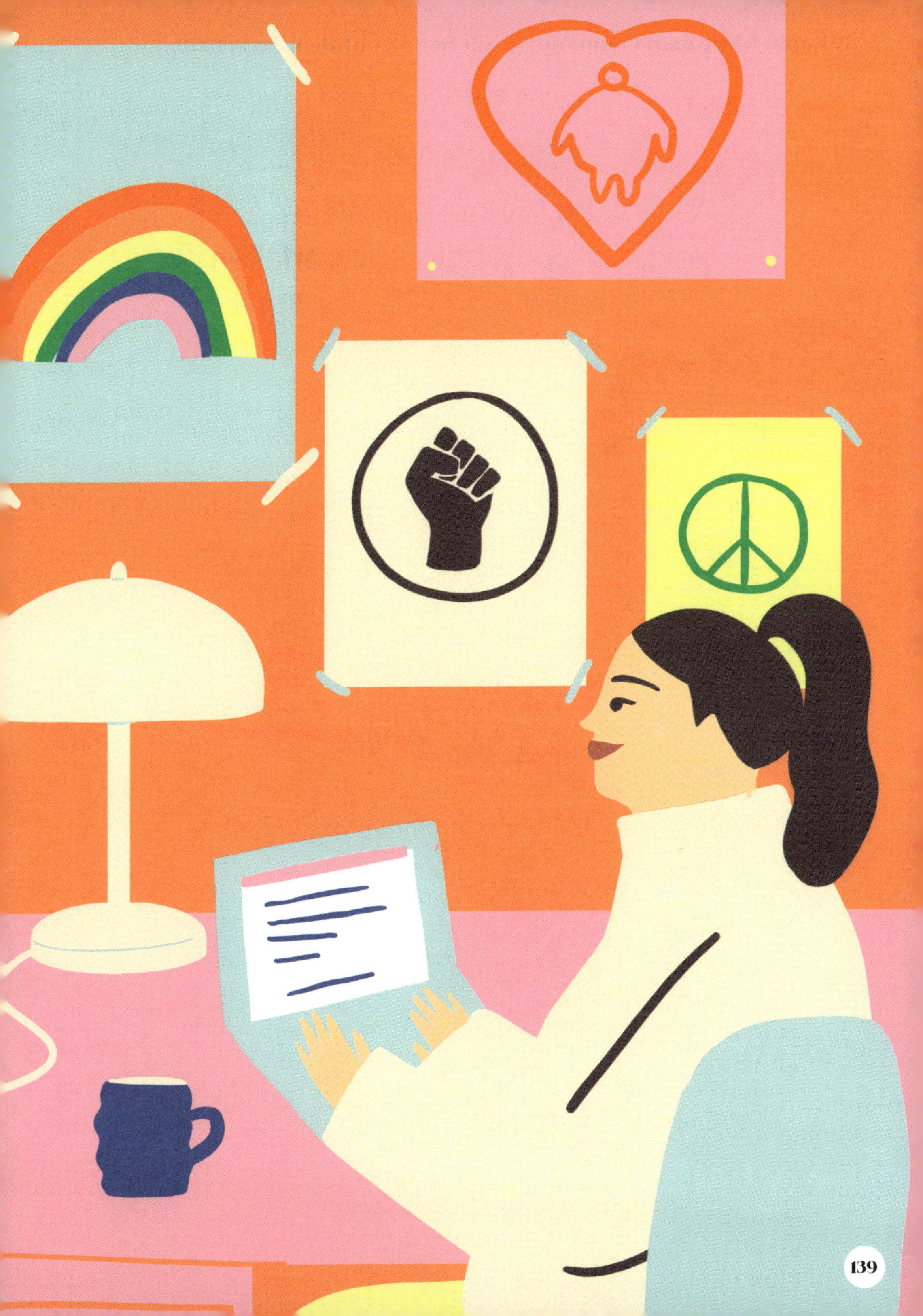

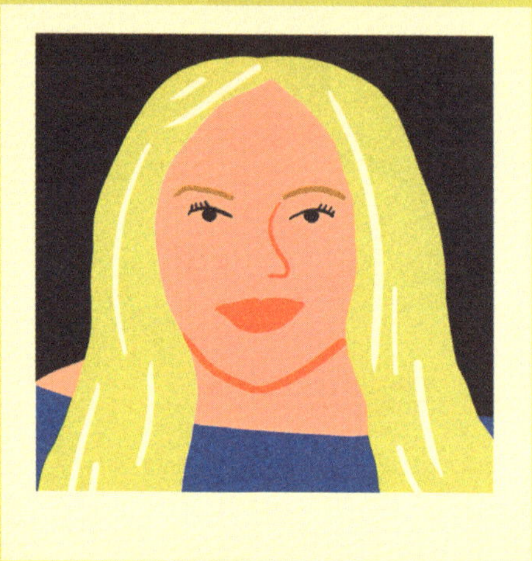

Schlussfolgerung: Du packst das!

Ich hoffe, dieses Buch konnte dir neue Informationen, Tipps und Werkzeuge an die Hand geben, um ein größeres körperliches Selbstbewusstsein zu entwickeln. Vergiss nicht, auch noch einen Blick auf die weiterführenden Empfehlungen auf den Seiten 150 bis 153 zu werfen. Wenn dir das Buch geholfen hat, dann leih es doch deinen Freund*innen und unterhaltet euch im Anschluss darüber, was ihr gelernt habt.

Zum Schluss möchte ich dir noch drei Dinge mitgeben:

1. **Du bist nicht allein.** Wie die meisten Menschen auf der Welt gibst du dein Bestes, herauszufinden, wie du dich in deiner eigenen Haut wohlfühlst. Das ist nicht nur mutig, sondern sehr wichtig. Du solltest wirklich stolz auf dich sein. Ich bin jedenfalls stolz auf dich.

2. **Dein Körper ist sehr stark.** Er ist klug, und du kannst dich darauf verlassen, dass er dir genau sagt, was er braucht. Er ist wunderbar einzigartig und verdient Liebe und Respekt, genau so, wie er ist.

3. **Du bist viel mehr als dein Aussehen.** Dein Körper und dein Verstand sind zu Erstaunlichem fähig.

Alles Liebe, Phillippa

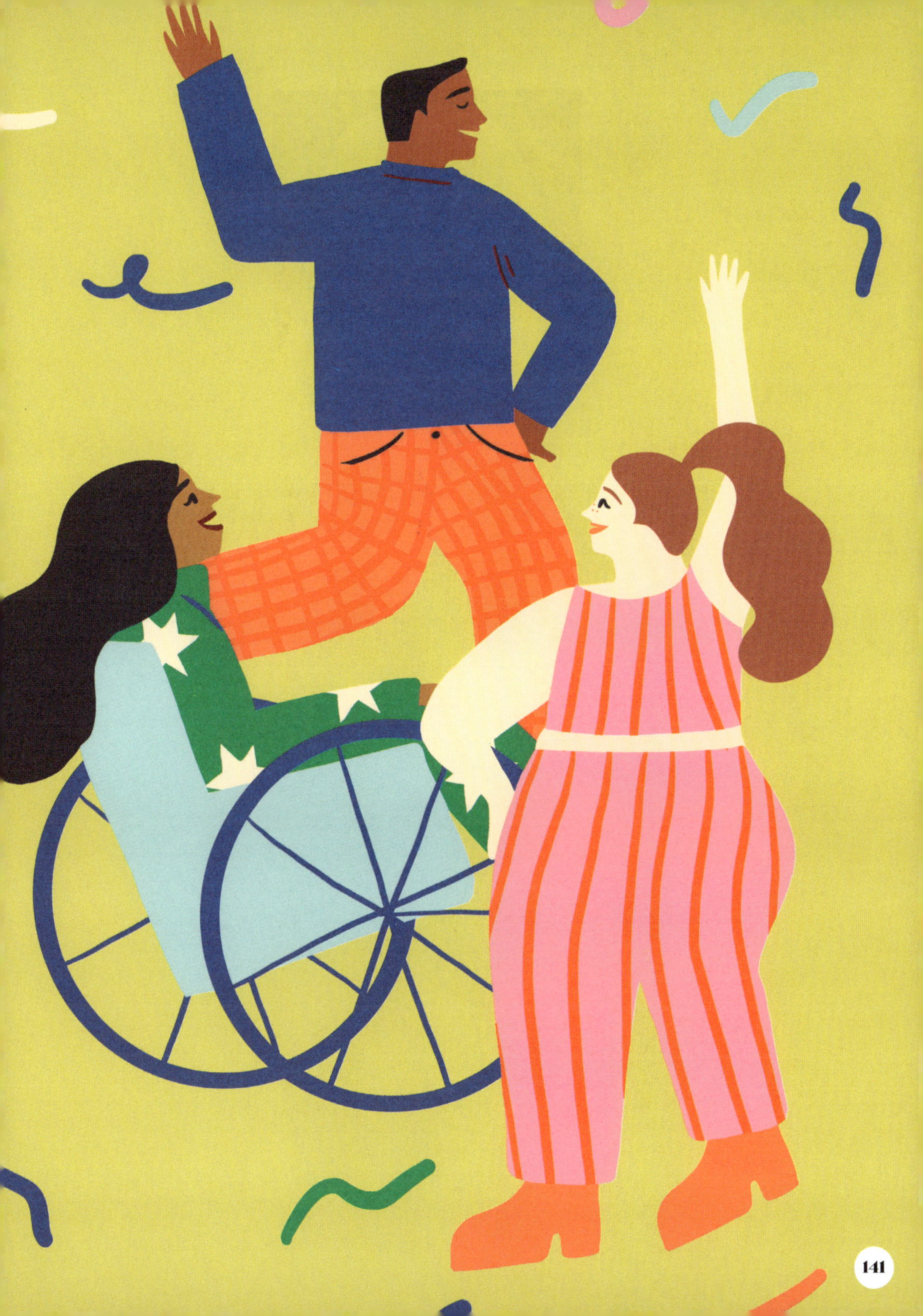

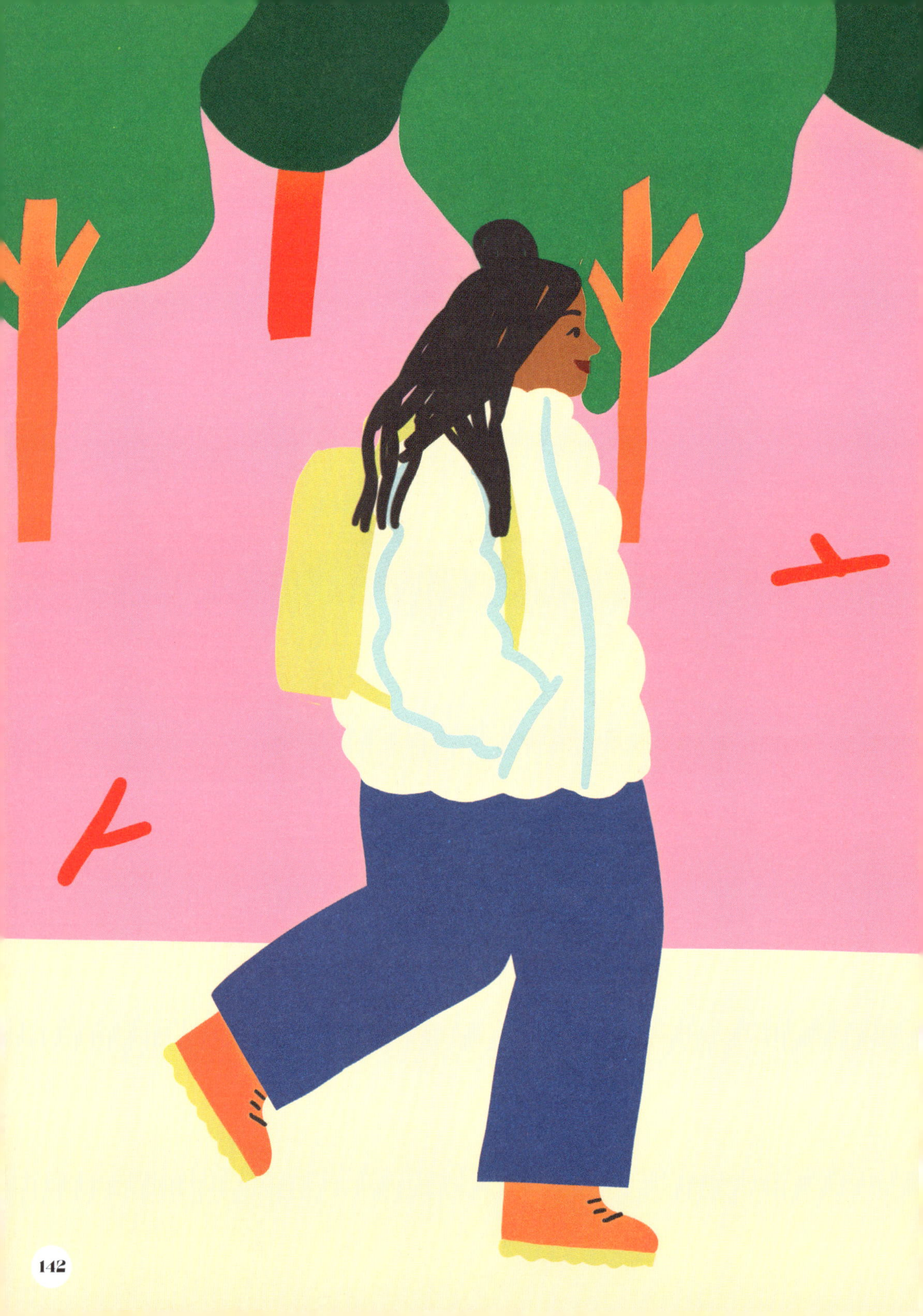

Bleib dran, du wunderbares, menschliches Wesen.

Du packst das!

Glossar

Ableismus: Wenn Menschen ohne Behinderung bevorzugt oder besser behandelt werden als Menschen mit Behinderung. Ableismus geht davon aus, dass Menschen ohne Behinderung „normaler" sind. Darunter fallen negative Äußerungen, aber auch, wenn etwas so gestaltet ist, dass es für Menschen mit Behinderungen nicht oder schwer bedienbar ist, oder wenn eine Person aufgrund ihrer Behinderung einen Job nicht bekommt.

Aussehen: Körper, Gesicht, Klamotten, all das formt das Aussehen.

Body-Talk: Bemerkungen oder Gespräche, die Schönheitsideale fördern oder bestärken.

Cis: Eine Person, deren Geschlechtsidentität mit dem Geschlecht übereinstimmt, das ihr bei der Geburt zugewiesen wurde.

Diätkultur: Gefährliche und ungesunde Vorstellungen und Verhaltensweisen, die Mythen über Gewicht, „richtiges" Essverhalten, Bewegung, Gesundheit und Erscheinungsbild fördern.

Diskriminierung: Eine Person beispielsweise aufgrund ihres Alters, ihres Geschlechts, ihrer Klassenzugehörigkeit oder körperlichen Fähigkeit anders oder unfair behandeln.

Doom-Scrolling: Viel Zeit in den sozialen Medien verbringen mit Fokus auf negative Kommentare oder schlechte Nachrichten.

Feminismus: Die Vorstellung, dass Frauen und Mädchen und Menschen anderen Geschlechts die gleichen Rechte, Möglichkeiten und die gleiche Macht haben sollten wie Männer – dazu gehören auch politische, ökonomische und soziale Rechte (zum Beispiel das Wahlrecht, das Recht auf ein eigenes Konto, auf Bildung und auf gleichen Lohn bei gleicher Arbeit und gleicher Qualifikation).

Genderfluid: Eine Person, deren Geschlechtsidentität und Geschlechtsausdruck sich wandelt. Vielleicht testet sie auch unterschiedliche Möglichkeiten aus, bevor sich eine stimmig anfühlt.

Genitalien (äußere): Die äußeren Merkmale des Körpers, die zum Sex und zur Fortpflanzung genutzt werden (Vulva, Klitoris, Penis, Hoden). Menschen, denen bei der Geburt ein „männliches" Geschlecht zugeordnet wird, haben in der Regel einen Penis und Hoden, Menschen, die als „weiblich" eingeordnet werden, meistens eine Vulva und eine Klitoris.

Geschlecht: Die körperlichen Charakteristika (bestimmt von Genetik und Physiologie) wie Körperbau und das körperliche Vermögen, Kinder zu gebären, sowie die Charakteristika, Rollen und Normen, die Kulturen und Gesellschaften dem zuschreiben, was es heißt, weiblich, männlich oder eine Kombination aus beidem oder gar nichts davon zu sein.

Geschlechtsausdruck: Die Art, wie jemand seine Geschlechtsidentität auslebt, sei es durch das Verhalten oder das Aussehen (Kleidung, Frisur etc.).

Geschlechtsidentität: Das Geschlecht, das sich für eine Person am stimmigsten anfühlt, weil es am besten beschreibt, wie sie sich selbst erlebt. Manche identifizieren sich als Mädchen/Frau, Junge/Mann oder nicht-binär.

Identität/Identifikation: Wie wir uns selbst beschreiben, wahrnehmen und bezeichnen. Ich zum Beispiel identifiziere mich als Australierin, Feministin, als dick und queer.

Intergeschlechtlichkeit: Jeder Mensch wird mit Geschlechts- und Fortpflanzungsorganen geboren. Als intergeschlechtlich können jene Personen beschrieben werden, deren Organe sich nicht klar in die Kategorien „männlich" oder „weiblich" einordnen lassen.

Klassismus: Menschen aufgrund ihrer sozialen Klasse anders behandeln. Mit anderen Worten: Vorurteile gegenüber anderen haben aufgrund der Menge an Geld, das ihnen zur Verfügung steht, ihrem Bildungsgrad, Job oder Wohnort.

LGBTQIA+: Eine Sammelbezeichnung für Menschen, die sich als lesbisch, schwul, bisexuell, trans, queer, intergeschlechtlich oder asexuell identifizieren. Das „+" steht für alle Sexualitäten und Identitäten, die über die genannten hinausgehen.

Nicht-binär: „Binär" bedeutet, dass etwas aus zwei Einheiten oder Kategorien besteht. In unserer Gesellschaft wurden Menschen traditionell in zwei Kategorien eingeteilt: Frau oder Mann, weiblich oder männlich. Als nicht-binär können sich all jene beschreiben, die nicht in die Kategorie „Mann" oder „Frau" passen. Ihr Geschlecht kann variieren, manchmal haben sie Anteile von Jungs/Mädchen oder einem anderen Geschlecht oder gar keinem. Und es kann sich ändern. Manche bezeichnen sich auch als genderqueer. Die Geschlechtsidentität lässt sich nicht allein vom Aussehen ableiten. Nicht-binäre Menschen können äußerlich feminin, maskulin oder wie eine Mischung aus beidem auftreten.

Penis: Manche Menschen haben einen Penis. Er wird zum Sex, zur Fortpflanzung und zum Urinieren gebraucht. Er sitzt oberhalb der Hoden und besteht aus dem Schaft, der Vorhaut und der Harnröhre. Penisse gibt es in allen erdenklichen Formen, Größen und Farben. Jeder Penis ist einzigartig, keine zwei sind gleich. Auf der Haut rund um den Penis wachsen oft Haare.

Pornografie: Fotos, Geschichten oder Videos von Menschen mit keiner oder wenig Kleidung, die dafür sorgen sollen, dass die Betrachtenden sich sexuell erregt fühlen. Es werden entweder Menschen beim Sex oder in sexy Posen gezeigt. Pornografie ist pure Fantasie und oft so inszeniert, dass es besondere Interessen oder unrealistische Schönheitsideale bedient.

Privileg: Einem bestimmten Menschen oder einer ganzen Gruppe bestimmte Vorteile, Möglichkeiten oder mehr Rechte einräumen. Und das aufgrund von Aussehen, Geld, Hautfarbe, sozialer Klasse oder anderen Eigenschaften.

Pubertät: Die Zeit, in der sich der Körper eines jungen Menschen weiterentwickelt und zu dem eines erwachsenen Menschen wird.

Queer: Wird benutzt, um Menschen jeder Geschlechtsidentität und sexuellen Orientierung abseits der gesellschaftlichen Norm zu feiern. Es ist ein positives Wort. Wird es bewusst böse eingesetzt, kann es aber auch verletzen.

Rassismus: Wenn Menschen aufgrund ihrer Hautfarbe, Herkunft oder Nationalität im Gegensatz zu weißen Menschen als fremd wahrgenommen und anders, häufig unfair, behandelt werden.

Selbstobjektifizierung: Wenn wir uns zu sehr darauf konzentrieren, was andere über unsere Körper denken, statt auf unser eigenes Gefühl zu achten. Vielleicht sehen wir unseren Körper als Objekt, der von anderen betrachtet wird, und nicht als das vielschichtige Wunder mit seinen vielen Funktionen.

Sexismus: Wenn Menschen aufgrund ihres Geschlechts anders behandelt werden.

Soziale Vergleiche: So nennt man den gedanklichen Prozess, wenn man sich mit anderen vergleicht, um herauszufinden, wo man selbst gesellschaftlich steht (wenn du zum Beispiel deine Noten mit denen anderer vergleichst, um herauszufinden, wie klug du bist).

Soziale Normen: Gesellschaftliche Regeln und Gewohnheiten, die besagen, was in bestimmten Situationen von den Menschen erwartet wird. Oft das, was die Gesellschaft für „normal" oder „akzeptabel" hält. Aber nur weil es eine Norm gibt, heißt das noch lange nicht, dass die auch richtig ist.

Transfeindlichkeit: Negative Gefühle und Gedanken über Menschen, weil sie trans sind. Können auch zu Handlungen wie Belästigung und Diskriminierung führen.

Trans: Wenn wir auf die Welt kommen, bestimmen Ärzt*innen unser Geschlecht anhand unserer Genitalien in der Regel als männlich oder weiblich. Trans kann einen Menschen beschreiben, dessen Geschlechtsidentität abweicht vom Geschlecht, das ihm bei der Geburt zugewiesen wurde.

Vorurteile: Aufgrund von beispielsweise Alter, Geschlecht, Klassenzugehörigkeit oder körperlichen Fähigkeiten anders oder ungerecht über jemanden denken.

Vulva: Manche Menschen haben eine Vulva. Sie wird zum Sex, zur Fortpflanzung und zum Urinieren gebraucht. Dazu gehört der Eingang der Vagina, die Klitoris, die äußeren und inneren Vulvalippen und die Harnröhre. Oft sprechen Menschen von „Vagina", wenn sie eigentlich die Vulva meinen. Vulven gibt es in den unterschiedlichsten Formen, Größen und Hautfarben. Jede Vulva ist einzigartig, keine zwei sind gleich. An manchen Stellen der Vulva wachsen Haare.

Weiterführende Empfehlungen

Wenn du auf der Suche bist nach weiteren Informationen zu einem der in diesem Buch behandelten Themen, kannst du dich gern an eine erwachsene Person wenden, der du vertraust. Das kann ein Elternteil, ein*e Betreuer*in, ein*e Mentor*in, eine Lehrkraft oder ärztliches Fachpersonal sein.

WEBSITES:

Körperbild
- Feelok: www.feelok.de
- Loveline: www.loveline.de
- Dr. Sommer von BRAVO: www.bravo.de/drsommer
- Juuuport: www.juuuport.de

Esstörungen
- BzGA Essstörungen: www.bzga-essstoerungen.de

Bildergalerien von „normalen" Körpern
- 100 Vulvas: www.bbc.co.uk/news/resources/idt-sh/Why_I_Photographed_100_Vulvas
- Bare Reality: www.theguardian.com/lifeandstyle/2017/may/27/me-and-my-penis-100-men-reveal-all
- Normal breast gallery: www.007b.com/breast_gallery.php
- Scars: www.lauradodsworth.com/-scars

Geschlecht und Sexualität
- Lambda: www.lambda-online.de
- Loveline: www.loveline.de
- Queerformat: www.queerformat.de

Körperliche und geistige Gesundheit
- Feelok: www.feelok.de
- Juuuport: www.juuuport.de
- u25: www.u25-deutschland.de

Pubertät

- Mein Körper und ich: www.unserkoerper.de
- Feelok: www.feelok.de
- Loveline: www.loveline.de
- Dr. Sommer von BRAVO: www.bravo.de/drsommer

Sex und Dating

- Sextra: www.profamilia.sextra.de/themen/
- Loveline: www.loveline.de
- Dr. Sommer von BRAVO: www.bravo.de/drsommer

Visible Difference

- Changing Faces: www.changingfaces.org.uk

PODCASTS:

- **Herzfunk (WDR):** beantwortet Kinderfragen rund um Körper, Liebe und Gefühle (www.ardaudiothek.de/sendung/herzfunk/10378427/)
- **Frag Anna!: Auf einen Blick:** beantwortet Fragen zu verschiedenen Themen, darunter auch zu Körperbild und Selbstbewusstsein (www.br.de/kinder/schauen/frag-anna/frag-anna-alle-videos-auf-einen-blick-100.html)

INSTAGRAM-ACCOUNTS & BODY-POSITIVE INFLUENCER*INNEN:

- @louisadellert
- @luisa_laudace
- @canel_aylin
- @melodie_michelberger
- @gialu.mx
- @angieberbuer
- @alexmariahpeter
- @charlottekuhrt
- @mooshtariii
- @rebeccachelbea

BÜCHER:

- Jessica Sanders: Liebe deinen Körper, Zuckersüß Verlag
- Jessica Sanders: Sei ein ganzer Kerl, Zuckersüß Verlag
- Chella Quint: Mut zum Blut, Zuckersüß Verlag
- Alok Vaid-Menon: Mehr als binär, Zuckersüß Spark
- Tiffany Jewell: Das Buch vom Antirassismus, Zuckersüß Verlag
- Jamia Wilson: Das Buch vom Feminismus, Zuckersüß Verlag
- Sonya Renee Taylor: You go, girl!, mvg Verlag
- Being You: The Body Image Book for Boys, by Charlotte Markey, Daniel Hart and Douglas N. Zacher
- Girlhood Unfiltered: A Milk Honey Bees essay collection, by Ebinehita Iyere
- Queer Body Power: Finding Your Body Positivity, by Essie Dennis
- Skin Conditions in Young People: A Practical Guide on How to be Comfortable in Your Skin, by Tess McPherson
- The Body Image Book for Girls: Love Yourself and Grow Up Fearless, by Charlotte Markey
- The Intuitive Eating Workbook for Teens: A Non-Diet, Body Positive Approach to Building a Healthy Relationship with Food, by Elyse Resch
- The (Other) F Word: A Celebration of the Fat & Fierce, edited by Angie Manfredi
- You Have the Right to Remain Fat: A Manifesto, by Virgie Tovar

FÜR DIE ERWACHSENEN IN DEINEM LEBEN:

DIGITALE HILFSMITTEL:

- Klicksafe: www.klicksafe.de: informiert Eltern, Pädagogen und Jugendliche über sicheres Verhalten im Internet
- Internet-ABC: www.internet-abc.de: informiert über Sicherheit im Internet, Medienkompetenz und den sicheren Umgang mit digitalen Medien
- SCHAU HIN!: www.schau-hin.info: informiert Eltern über die Mediennutzung ihrer Kinder und gibt Tipps zur Medienkompetenz
- Free scientifically-based advice and body-confidence kits for parents and teachers: www.dove.com/selfesteem
- Guidance on eating and nutrition that supports body confidence: @laurathomasnutrition on Instagram and Can I Have Another Snack? podcast.
- Guidance on online safety, including how to use parental controls, report an issue and have chats with young people about keeping safe online: www.digitalwellnesslab.org www.internetmatters.org www.medialiteracynow.org

BÜCHER:

- Elys Resch/Evelyn Tribole: Intuitiv essen – das Workbook: 10 Prinzipien für eine gesunde Beziehung zum Essen, Goldmann
- Elys Resch/Evelyn Tribole: Intuitiv essen – Schluss mit dem Diätwahn: Genuss ohne schlechtes Gewissen, Goldmann
- Taryn Brumfitt: Embrace – Du bist schön: Schluss mit Bodyshaming, Plaza
- Anti-Diet: Reclaim Your Time, Money, Well-Being and Happiness Through Intuitive Eating, by Christy Harrison
- Embrace Kids: How You Can Help Your Kids to Love and Celebrate Their Bodies, by Taryn Brumfitt and Dr Zali Yager

Quellennachweis

1. Lacroix, E. Atkinson, M.J., Garbett, K.M. & Diedrichs, P.C. (2022). One size does not fit all: Trajectories of body image development and their predictors in early adolescence. *Development and Psychopathology*, 34, 285–294.

2. Dove. (2017). Dove Global Girls Beauty and Confidence Report. Durchgeführt von Edelman Intelligence.

3. Unilever. (2023). Supporting self-esteem and well-being. Abgerufen unter: https://www.unilever.com/planet-and-society/health-andwellbeing/supporting-self-esteem-and-wellbeing/

4. Dove. (2017). Dove Global Girls Beauty and Confidence Report. Durchgeführt von Edelman Intelligence.

5. Mental Health Foundation. (2019). Body Image: How we think and feel about our bodies. Abgerufen unter: https://www.mentalhealth.org.uk/our-work/research/body-image-how-we-think-and-feel-aboutour-bodies

6. Dove. (2017). Dove Global Girls Beauty and Confidence Report. Durchgeführt von Edelman Intelligence.

7. Statistica. (2023). Beauty and Personal Care Worldwide. Abgerufen unter https://www.statista.com/outlook/cmo/beauty-personal-care/worldwide

8. Grandview Research. (2022). Cosmetic Surgery And Procedure Market Size, Share & Trends Analysis Report. Abgerufen unter https://www.grandview research.com/industry-analysis/cosmetic-surgeryprocedure-market

9. Sigrun Danielsdottir. (2014). Your Body is Awesome: Body Respect for Children. London, UK: Singing Dragon.

10. Gerber, J.P., Wheeler, L., & Suls, J. (2018). A social comparison theory meta-analysis 60+ years on. Psychological Bulletin, 144, 177–197; Myers, T.A. & Crowther, J.H. (2009). Social comparison as a predictor of body dissatisfaction: A meta-analytic review. Journal of Abnormal Psychology, 118, 683–698.

11. Forbes. (2023). Top Social Media Statistics And Trends Of 2023. Abgerufen unter https://www.forbes.com/advisor/business/socialmedia-statistics/#key_social_media_statistics_section

12. Kelly, Y., Zilanawala, A., Booker, C., & Sacker, A. (2018). Social media use and adolescent mental health: Findings from the UK Millennium Cohort Study, eClinicalMedicine, 6, 59–68.

13. Gerson, J., Pagnol, A.C., & Corr, P.J. (2017). Passive and Active Facebook Use Measure (PAUM): Validation and relationship to the Reinforcement Sensitivity Theory. Personality and Individual Differences, 117, 81–90.

14. Crabbe, M.J. (2021). #SelfEsteemAtHome: Using social media wisely. Abgerufen unter https://www.dove.com/uk/dove-self-esteemproject/help-for-parents/self-esteem-at-home.html

15. Slater, A., Varsani, N., & Diedrichs P.C. (2017). #fitspo or #loveyourself? The impact of fitspiration and self-compassion Instagram images on women's body image, self-compassion, and mood. *Body Image*, 22, 87-96.

16. Influencer Marketing Hub. (2023). The State of Influencer Marketing 2023: Benchmark Report. Abgerufen unter https:// influencermarketinghub.com/influencer-marketing-benchmarkreport/

17. Influencer Marketing Hub. (2023). 17 Key Influencer Marketing Statistics to Fuel Your Strategy. Abgerufen unter https://influencermarketinghub.com/influencer-marketing-statistics/

18. Dove. (2022). Dove Self-Esteem and Social Media Report (April 2022). Durchgeführt von Edelman Intelligence.

19. Griffiths, S., & Stefanovski, A. (2019). Thinspiration and fitspiration in every-day life: An experience sampling study, Body Image, 390, 135–144; Prichard, I., et al. (2020). The effect of Instagram #fitspiration images on young women's mood, body image, and exercise behaviour. Body Image, 33, 1–6.

20. Dove. (2022). Dove Self-Esteem and Social Media Report (April 2022). Durchgeführt von Edelman Intelligence.

21. Cruwyz, T. et al. (2016). An experimental investigation of the consequences and social functions of fat talk in friendship groups. International Journal of Eating Disorders, 49, 84–91.

22. Engeln, R., et al. (2013). Body talk among college men: Content, correlates, and effects. Body Image, 10, 3, 300–308; Velkoff, E.A., Gibler, R.C., Forrest, L.N., & Smith, A.R. (2019). Indirect effects of negative body talk on eating, exercise, and expectations about steroids in a sample of at-risk adult men. Psychology of Men & Masculinities, 20, 594–602.

23. Mills, J. & Fuller-Tyskiewicz, M. (2017). Fat Talk and Body Image Disturbance: A Systematic Review and Meta-Analysis. Psychology of Women Quarterly, 41, 114–129.

24. Planned Parenthood. (2023). Virginity. Abgerufen unter https://www.plannedparenthood.org learn/teens/sex/virginity

25. Fenn et al. (2022). Examining the relationship between civic engagement and mental health in young adults: a systematic review of the literature. *Journal of Youth Studies.*

26. Nancy C. Lutkehaus. (2008). Margaret Mead: The Making of an American Icon. Princeton, NJ: Princeton University Press.

Über die Autorin

Hallo, ich bin Phillippa Diedrichs!

Ich interessiere mich für Body-Confidence und Gleichberechtigung, seit ich in der zehnten Klasse darüber ein Referat gehalten habe. Die zwanzig Jahre seither habe ich damit verbracht, Psychologie zu studieren und mich dem Forschungsfeld rund um das Thema Körperbild, dessen Vielfalt und psychischer Gesundheit zu widmen. Ich bin Psychologie-Professorin am Centre for Appearance Research an der University of the West of England. Außerdem bin ich Gründerin und Firmenchefin von EVERYBODY Consulting.

Es ist meine große Leidenschaft, eine Welt ohne unrealistische Schönheitsideale, nutzlose Geschlechterrollen und Klischees zu erschaffen, wo niemand von geringem körperlichem Selbstbewusstsein oder unfairem System kleingehalten wird. Ich arbeite mit gleichgesinnten Wissenschaftler*innen, Marken, Organisationen und weiteren wegweisenden Menschen zusammen, um diese Vision Wirklichkeit werden zu lassen. Ich habe schon viele wissenschaftliche Artikel und auch Kapitel für Bücher geschrieben, aber dies ist mein erstes eigenes Buch. Ich hoffe, es hat euch gefallen!

Ich bin in Neuseeland und Australien aufgewachsen. Derzeit lebe ich mit meiner Verlobten Laura und unseren beiden Katzen, Coco und Vikram, in Bristol, England.

Meine Pronomen sind sie/they, und meinen Namen spricht man so aus: Fillippa Die-Dricks.

Besucht mich doch auf Instagram unter @phillippa.diedrichs oder schaut euch auf meiner Internetseite um: www.phillippadiedrichs.com

Danksagung

Dank an Claire Grace, Lotte Dobson und dem Team von Frances Lincoln Children's Books für die Gelegenheit, dieses Buch zu schreiben, und all die Unterstützung währenddessen. Danke, Naomi Wilkinson, dass du die Worte mit deinen fantastischen Illustrationen zum Leben erweckt hast.

Ich bin all den jungen Menschen und Erwachsenen dankbar, die in den letzten Jahren so großzügig ihre Erfahrungen zu Körperbildern mit mir geteilt haben. Auf manche verweise ich in diesem Buch, aber sie alle haben mich dazu inspiriert, weiter gegen Schönheitsideale und Klischees zu arbeiten, damit sie so leben und sich so zeigen können, wie sie wollen.

Ich schätze mich sehr glücklich, in den vergangenen zwanzig Jahren mit vielen beeindruckenden Forscher*innen und Wissenschaftler*innen aus der ganzen Welt zusammengearbeitet zu haben. Von ihnen allen habe ich gelernt, wie man die Wissenschaft nutzt, um eine fröhlichere, gesündere und fairere Gesellschaft zu erschaffen. Großer Dank gebührt meinen Kolleg*innen am Centre for Appearance Research und bei EVERY-BODY Consulting, denen sehr viel daran liegt, Communitys mit großem körperlichen Selbstbewusstsein aufzubauen. Vor allem meinem phänomenalen Team aus beharrlichen, intelligenten und leidenschaftlichen Forscher*innen, Dr. Heidi Williamson, Dr. Emily Matheson, Dr. Nadia Craddock, Dr. Nicole Paraskeva, Dr. Helena Lewis-Smith, Dr. Latika Ahuja, Dr. Kat Schneider, Dr. Cati Gentili, Harriet Smith, Sharon Haywood, Aline Tinoco, Mahira Budhraja and Farheen Hasan. Ganz besonderer Dank gilt Professorin Nichola Rumsey und Dr. Emma Halliwell, durch deren Unterstützung, Betreuung und Vorbild ich die Wichtigkeit von Beziehungen, Großzügigkeit, Führung und Güte in der Forschung und akademischen Welt kennenlernen durfte.

Zu meinem großen Glück konnte ich auch schon mit einer Menge intelligenter und kreativer Menschen führender Marken und Organisationen zusammenarbeiten, denen die ganze Welt und ihre Bewohner*innen am Herzen liegen. Vielen Dank an meine Partner*innen und Kolleg*innen bei Dove, Nike, Instagram, der World Association of Girl Guides and Girl Scouts, UNICEF, Cartoon Network, Girl Effect und so vielen weiteren – dafür, dass ihr in die Wissenschaft investiert und somit in die Werkzeuge, die es jungen Menschen ermöglichen, Body-Confidence zu entwickeln.

Frauen haben mich schon immer inspiriert, und ich schätze mich sehr glücklich, eine Gruppe starker, gutherziger, intelligenter und einfühlsamer Frauen meine Freundinnen und Mentorinnen nennen zu können. Danke, Fi (das ist Professorin Fiona Kate Barlow!), dass du mich so sehr beim Entdecken meines Körperbilds unterstützt hast und eine so gute Freundin und Mitarbeiterin bist. Danke, Dani Brown, dass du in mir die Liebe für Bewegung neu entfacht und mir gezeigt hast, wie ich wieder auf die Leistung meines Körpers vertrauen kann. Und natürlich Dank an Jess, Ben, Mel, Sas, Helen und Henry für eure Unterstützung und dass ihr mich zum Lachen bringt.

Meine Familie ist mir unendlich wichtig. Ich bin mit wunderbaren Eltern, Brüdern, Schwägerinnen und Nichten und Neffen gesegnet, die alle eine unschätzbare Quelle der Liebe und Unterstützung sind. Besonders dankbar bin ich Mum und Dad, ohne euch wäre ich niemals dort, wo ich heute bin!

Und zuletzt herzlichen Dank an mein neuestes Familienmitglied, Laura. Danke für deine Liebe, Unterstützung, Weisheit, deinen Witz, deine Großzügigkeit, Eigenarten und deine Liebenswürdigkeit. Womit hab ich so viel Glück verdient?

Über die Illustratorin

Naomis Arbeit ist inspiriert vom Mid-Century-Design und versucht, die Vielfalt und einfachen Freuden des Alltags einzufangen.

Naomi lebt mit Herzensmensch und zwei Kindern in Bristol, England.

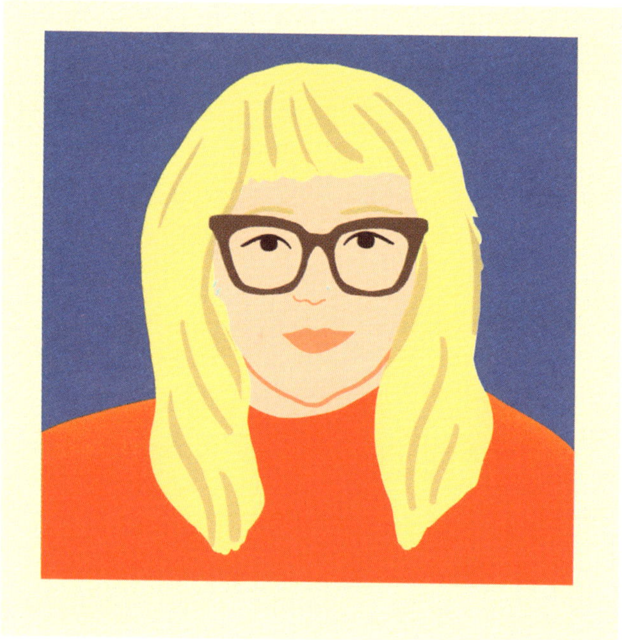

Für Kash, Belle und meine Laura – P. D.

**Für meine wunderbaren Kinder,
Polly und Arthur – N. W.**

Phillippa Diedrichs
The Body-Confidence Book

3. Auflage 2026

Zuckersüß Verlag ist eine Marke der
Luna Ventures GmbH | Prenzlauer Allee 186 | D-10405 Berlin
hallo@zuckersuessverlag.de

ISBN 978 3 9493155 96
Gedruckt in Lettland

MIX
Paper | Supporting responsible forestry
FSC® C014521

Druckprodukt mit finanziellem
Klimabeitrag
ClimatePartner.com/27437-2602-1003

Redaktion: Katrin Weller
Übersetzung: Ulrike Brauns
Lektorat: Sophie Niemann
Sensitivity Reading: Marius Schaefers
Korrektorat: Wolfgang Schiener
Satz: Arnold & Domnick, Leipzig
Verleger*innen: Anna & Lukas Kamptmann

Für Vincent & Zoë

Zuckersüß

www.zuckersuessverlag.de

Mögliche Antworten für das Experiment auf Seite 89:

Wieso hat eine Firma diese Person dafür bezahlt, dieses Foto zu posten?

- Weil ihr viele Leute folgen und zu ihr aufsehen.

Was wird mit diesem Post verkauft?

- Entgiftungstee.

Wieso erzählt diese*r Influencer*in etwas über dieses Produkt oder gibt diese Ratschläge?

- Weil er*sie von einer Firma dafür bezahlt wird, dieses Produkt zu bewerben.

Was wird angeblich passieren, wenn du das Produkt kaufst?

- Du wirst wie der*die Influencer*in aussehen und dann ebenfalls beliebt sein.

Was wurde alles benutzt, um dieses Foto zu machen?

- Filter, Bildbearbeitungsprogramme und besondere Beleuchtung.

Sind sie überhaupt qualifiziert für diese Art Aussage?

- Nein, sie sind weder ärztliches Fachpersonal noch Ernährungsberater*innen.

Ist es fair, das eigene Aussehen mit dieser Person zu vergleichen, und wenn ja, warum?

- Nein, weil für das Foto vermutlich Filter oder Bildbearbeitungsprogramme eingesetzt wurden, um genau diesen Look zu erzielen – oder vielleicht ist es ihr Job, genau solche Fotos zu posten und genau so auszusehen.

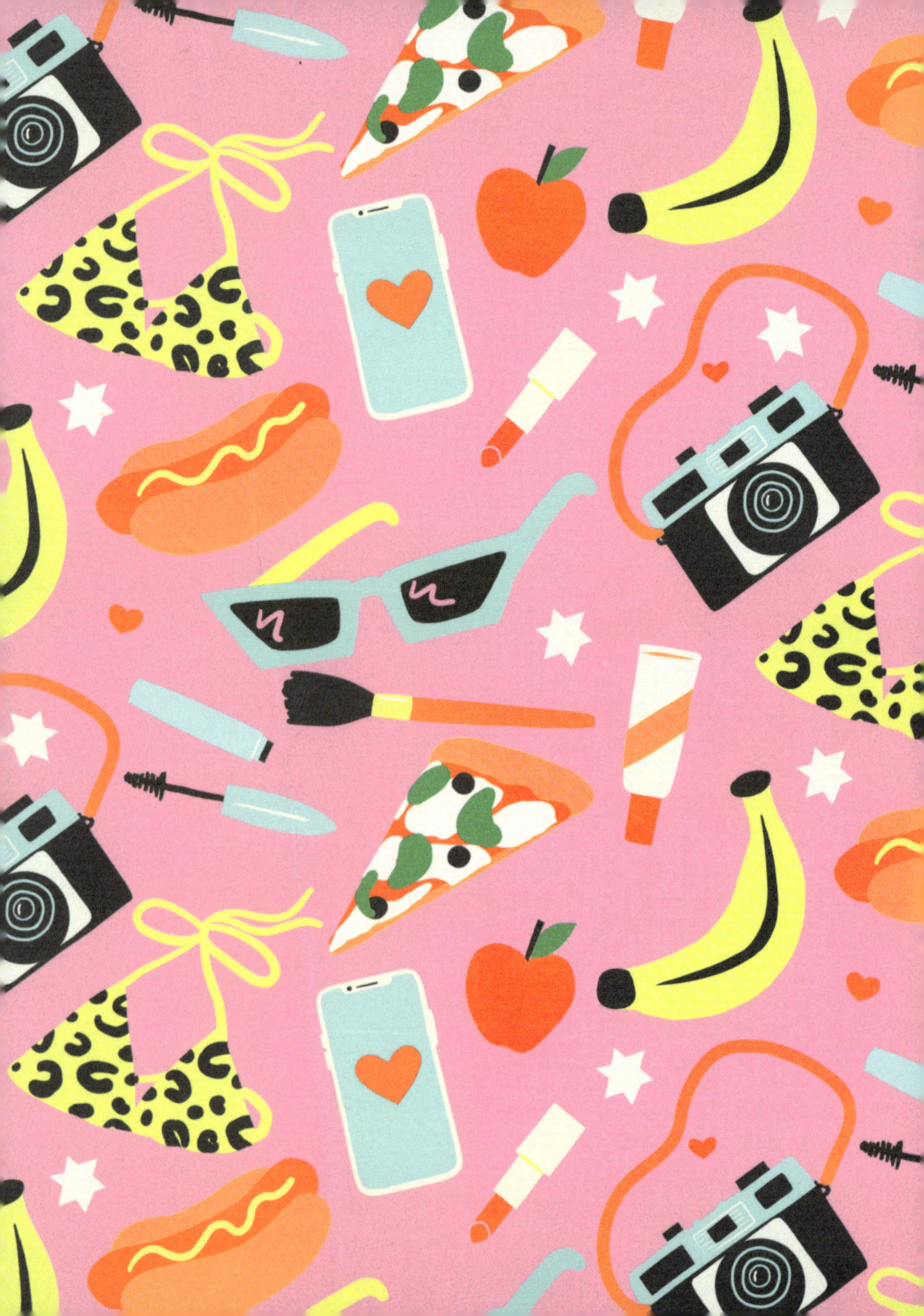